イベルメクチン

新型コロナ治療の救世主になり得るのか

大村智
Omura Satoshi
編著

河出新書
040

はじめに

米国の国立衛生研究所（ＮＩＨ）は、平均的米国人は一生の間に２００回くらいウイルスに感染していると報告しています。ウイルスに感染しても多くは風邪などの軽い症状であり、ほとんど症状を引き起こさない場合もあります。国際ウイルス分類委員会（ＩＣＴＶ）の分類では、地球上に約９０００種のウイルスが存在すると報告されており、うち哺乳類と鳥類に感染するウイルスは約５９０種あるといわれています。

しかも、１つの種はいくつもの変異タイプに分けられるので、数えきれないウイルスが地球を取り巻いていることになります。こうして考えると、人類はウイルスの海の中を泳いでいるようなものであり、そのウイルスの１つがパンデミックを引き起こした新型コロナウイルス（SARS-CoV-2）なのです。

新型コロナウイルス感染症（COVID-19）は感染拡大が速く、有効な治療法がないままに、２０１９年12月末の中国武漢市における最初の症例報告からわずか2か月後には、中国の患者8万人に加えて53か国で５３００人が感染し、全世界で３０００人を超える死亡者が記録されました。その後も感染は拡大の一途をたどり、２０２１年11月10日の時点で、世界224か国・地域に感染は拡大、累積感染者総数は2億5000万人以上、死者は500万人以上に達し、なお収束に至っていません。

この猛威をふるう感染症に対して、イベルメクチンが「救世主」になり得ることを示す多数の臨床試験結果やそれらの結果を統計的に分析した報告が発表されています。

最初の実験を行ったのはオーストラリアの研究者たちで、抗ウイルス作用を有するイベルメクチンが新型コロナにも有効ではないかと考えて、サルの腎臓細胞に新型コロナウイルスを感染させる実験系で試験をしたところ、期待通りに有効性が確認されました。その試験成績が2020年4月3日に専門学術誌に公表されると、既に新型コロナウイルス感染症が蔓延し始めていた南米の国々ではイベルメクチンの臨床試験が一斉に開始されました。

一方、米国フロリダ州の医療法人の4病院で行われた新型コロナウイルス感染症に対するイベルメクチンによる世界初の治療試験において、顕著な救命効果が得られたことが6月9日に査読前論文（プレプリント）として公表されました。この報告に続いて、世界各国で次々と臨床試験が行われるようになりましたが、それらの試験の成績をめぐってイベルメクチンを新型コロナの治療薬として医薬品の規制当局が承認すべきか否かの論議が繰り広げられています。

それからの1年間に、イベルメクチンの新型コロナウイルス感染症への適応拡大に関して国内外では急速で広範な動きがあり、過去に経験したことがないような国際協調が実現されていますので、パンデミックという非常事態の下に起きているイベルメクチンをめぐる諸般の事柄を記録に留めることとし、２０２１年3月に「ザ・ジャパニーズ・ジャーナル・オブ・アンティビオティクス」（ＪＪＡ）に和文と英文の総説を公表しました。

イベルメクチンは、その発見から今般の新型コロナウイルス感染症への適応拡大の検討まで、他の抗感染症薬とは異なる道を歩んできました。

一般には、イベルメクチンはアフリカや南米に多いオンコセルカ症（河川盲目症）やリンパ性フィラリア症（象皮症）など線虫性熱帯病の制御に成功した医薬品として知られており、20年程前よりヒトの腸管糞線虫症や疥癬《かいせん》という特殊な感染症の治療の特効薬として活用されています。また、獣医領域では犬や猫などの伴侶動物や牛や羊などの経済動物の駆虫薬としても繁用されてきたために、「原虫症薬」であるとか「動物薬」であると決めつけられることが多いのですが、ヒトと動物の両方に有効な薬です。イベルメクチンが多くの種類のウイルスに対して抗ウイルス作用を示すことは既に知られており、今般は、新型コロナウイルス感染症に対する治療効果が検討されています。

さらに、イベルメクチンの新型コロナウイルス感染症に対する治療および発症予防効果は、単なる抗ウイルス作用だけで発揮されているのではありません。新型コロナウイルス感染症が重症化する原因となるサイトカインストームと呼ばれる患者の免疫反応の異常な亢進《こうしん》を抑制する作用も協調的に発揮されていることが確認されつつあります。

これは、イベルメクチンの化学構造がマクロライド骨格と呼ばれるものであることに由来しており、私が１９７３年4月に米国留学から帰国して北里研究所で新しい研究室を主宰して以来マクロライド化合物の研究をライフワークとしたのは、マクロライド化合物には予期せぬ広範な生物活性があることを経験したことによるものです。

本書第1章では、「古くて新しいイベルメクチン物語」と題して、その発見と医薬品としての開発に至った経緯から、オンコセルカ症など「顧みられなかった熱帯病」撲滅に向けて大量配布された経緯と、それらの病気に効果があった薬としての仕組み（作用機序）について解説すると共に、急速に展開している新型コロナウイルス感染症に対する基礎的・臨床的研究成果を整理して紹介することとしました。

第2章以後は8名の共同執筆者と共に、世界各国において、新型コロナウイルス感染症の治療と発症予防に関して、イベルメクチンをどのように用いれば最も好ましい効果が得られるかを真摯に追究している多くの医療関係者の努力を敬意をもって紹介しました。イベルメクチンの効果に対して疑問を有している人々に真実を知ってもらいたいと思っています。

本書が世に出るまでには多くの研究者、医療関係者、企業人、ジャーナリストなどから多大な協力があったことに感謝して巻頭言とします。

2021年晩秋

大村智

目次

第1章

古くて新しいイベルメクチン物語

大村智

私は大変古い人間なので、この章には古い話がたくさん出てくることになります。一方で、今はイベルメクチンをめぐる新しい話が重要になっているので、章のタイトルは「古くて新しいイベルメクチン物語」としました。

イベルメクチンの発見と開発の経緯を紹介し、この抗生物質が果たしてきた国際的な役割と貢献を解説することから始め、後半では、イベルメクチンが新型コロナウイルス感染症（以下、新型コロナと略記）の予防および治療薬として期待が高まっていることを紹介したいと思います。すでに一部の国では規制当局の承認を得て新型コロナの予防、治療薬として使われ始め、成果を上げており、その概要を紹介いたします。

あらかじめお断りしておくと、後半の話は本来は私の専門外になります。しかし、私が駆虫薬としてのイベルメクチンの開発に関わったということで、さまざまな問い合わせが、ほとんど毎日のように、洪水のように私に舞い込むようになってきています。新型コロナの予防・治療に関して私は専門外ながら、イベルメクチンの開発者として、報告されている新型コロナへの効果についても現状を整理しながら話を進めて行きたいと思います。

私は1968年に、北里研究所でのマクロライド系と呼ばれる抗生物質である「ロイコマイシンの構造解析に関する研究」により東京大学から薬学博士の学位（論文博士）を授与され、北里大学薬学部助教授に就任しました。

マクロライド系抗生物質とは大環状ラクトン構造を有する一群の抗生物質の総称で、抗菌活性に加えて免疫調節機能など多様な作用を示す物質が多く存在します。イベルメクチンもこのマクロライド系抗生物質に含まれます。

１９７０年には「ロイコマイシン、スピラマイシン及びセルレニンの絶対構造」により東京理科大学から理学博士の学位を授与されています。理学博士の学位取得後、20年間にわたり東京理科大学薬学部非常勤講師も務めました。

米国への留学

北里大学で研究を始めてまもなくの１９７１年、「ザ・ジャーナル・オブ・アンティビオティクス」誌の編集主幹であった八木澤行正先生が「カナダのモントリオールの郊外で抗生物質の国際会議があるから、それに出席し、カナダとアメリカの主だった研究所を回ってきたらどうだろうか？」と勧めてくださり、先生自らそれぞれの研究所の部長さん、あるいは教授たちに紹介状を書いてくださいました。

先生から紹介された中に、マックス・ティシュラー先生がおりました。日本へ帰ってから留学の許可を取って、米国で会った先生方5人に、留学の可能性を問う手紙を出すと、5人の先生全員がＯＫしてくれましたが、一番最初に電報で私を招聘するという返事をくれたのがティシュラー先生でした（図1）。

ティシュラー先生は、米国の化学者で製薬会社メルク社に勤務し、同社研究所長としてアスコルビン酸、リボフラビン、コルチゾンなどの合成や微生物の発酵によってビタミンB_{12}、ストレプトマイシン、ペニシリン等を製造するチームを率いていましたが、1970年に早期退職してコネチカット州ウエスレーヤン大学化学部の教授に就任されたばかりでした。

年俸だけは他の先生方の半分ぐらいでしたが、電報で私を客員研究教授として迎えると言ってくれました。私はティシュラー先生のはからいを意気に感じ、この先生のところに行くことにしました。これは私にとって最高の選択だったと今でも思っています。

私が米国に行ってまもなく、ティシュラー先生は、米国化学会の会長になりました。会員が16万人もいる学会の会長に就任したので、研究室の面倒は十分には見られないほど多忙になりました。そこで先生は私に「サトシ、この人たちの面倒を見てやってくれ」と言われ、ポスドク（博士研究員）や博士課程の学生、修士課程の学生の研究指導を頼まれました。幸い私は日本からいくつか研究のテーマを持っていっており、材料もありましたので、それをみんなに分けて、一緒に研究することになりました。

しばらくして、研究の成果が出て英語の論文をいくつか書けるようになった頃、北里研究所の当時の所長の水之江公英先生から「秦藤樹[*1]先生が退任するので後を継いでほしい」「ついては早く帰って来るように」と言われました。せっかく良い環境を得て、私は米国に長くいたかったし、ティシュラー先生はいつまでいても良いと言ってくれていたのですが、残念ながら所長命令で帰国することになりました。

メルク社と共同研究契約を結ぶ

当時の日本はまだ発展途上国で、研究費は十分にありません。日本に帰ったら米国で行ったような研究はとてもできないと思いました。しかし、できないのもくやしいので、何とか続けられるようにと、まず仲間がいた米国立衛生研究所（ＮＩＨ）に問い合わせたところ「日本へ持って帰れるような金は出せない」と言われてしまいました。

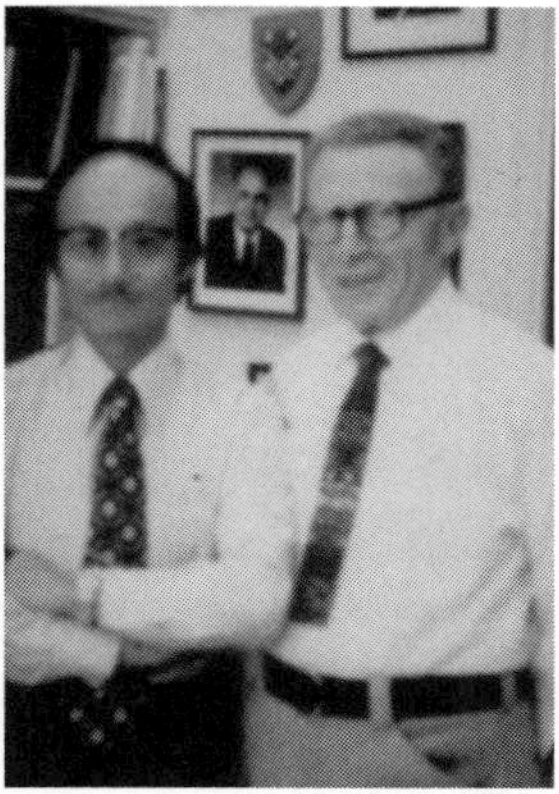
図１　マックス・ティシュラー教授と（筆者提供）

そこで、次に考えたのが、企業との共同研究でした。共同研究をするために資金援助をしていただく。もし良いものを見つけて、その特許を取り、いよいよ製品として使うという時には、その独占ライセンスをそっくり企業に差し上げますと伝えました。そして企業が開発して、これを売り上げて利益が出たら、その何%かは北里研究所に返してくださいと交渉しました。

帰国前に製薬会社を5社回りました。そのいずれも八木澤行正先生から紹介いただいていたので、快くその提案を受けてくれたのですが、結局、ティシュラー先生からは「メルクとやるように」と言われました。ティシュラー先生はメルク社の研究所長を長年務めていただけでなく、「メルクの中興の祖」と言われた方だったからです。そこで私はティシュラー先生の勧めに従ってメルク社と共同研究することになりました。

他に回った会社はだいたい日本円にして年間300万~400万円ぐらいを出すという話でしたが、メルク社は年間8万ドル、当時の日本円で2千数百万円を3年間用意してくれました。

北里三大奇人と呼ばれる

共同研究の概要の決定は米国滞在中に済ませた上で、日本に帰ってから細かい研究の内容を詰め、1973年4月までの間にメルク社とレター形式の契約書を交わしました。仲間はこれを「大村方式」と言っていましたが、その当時は「産学連携をやるなどとんでもない」と言われていた時代でした。「学問の自由のために、大学は企業とは一線を画すべきだ」といった考え方が主流の時代で、産学連携などもってのほかと言われていたため、私はまさにその産学連携の約束をして日本へ帰ってきたがゆえに「北里三大奇人」という称号をいただくことになったのです。しかし、私は良いものを見つけ、実際に使えるようにし、世の中の役に立つには企業と一緒にやらなければ駄目だと信じていたので、これを始めました。

日本では、その後、旭化成と合併した東洋醸造などの協力も得ました。そのころに国内外のいろいろな人に出会い、錚々《そうそう》たる研究者が多数いて、ほとんどの方と亡くなるまで親交を続けてきましたが、残念ながら、残っているのは私だけになってしまったことを寂しく思っています。

人まねはしない

1973年に北里研究所にて抗生物質研究室の室長に就任しました。

抗生物質研究室は、大村研究室とも呼ばれる部屋になりました。部屋の開設に当たり、私は若い研究者たちに向かって、次のような私の基本方針を伝えました。

「まず、この部屋は新しい物質を探す、微生物が作る新しい化合物を見つけることを第一の目的とする。ただし、β‐ラクタム系抗生物質、あるいはアミノグリコシド系抗生物質にはいっさい手を付けることはない」

β‐ラクタム系抗生物質とは、β‐ラクタム環と呼ばれる分子構造を有している抗生物質であり、世界で最初の抗生物質であるペニシリンがその代表です。アミノグリコシド系抗生物質はアミノ糖を含む配糖体抗生物質の総称で、最初に発見されたのがストレプトマイシンです。

「その代わりマクロライド系抗生物質を対象とする。これは抗菌活性だけではなく、いろいろな活性があると予想されるから、これを私のライフワークにするので、協力してほしい」。私はそう言いました。β‐ラクタム系の抗生物質やアミノグリコシド系抗生物質をやらないと言ったのは、当時、すでに非常に活発に研究されており、人のまねはしないという信念からでした。

研究者たちにそう伝えて研究室がスタートしたことを、ほんの一昔前のことのように思い出します。

1975年には北里大学薬学部教授に就任しました。これまでに、大村研究室は多くの研究者を育てたと自負しています。具体的には32人の大学教授と120人の博士を輩出してきました。

エバーメクチンの発見

そのように宣言して始まった研究の中のマクロライド系抗生物質にエバーメクチン、あるいはこれの誘導体イベルメクチンの発見があったのです。

メルク社と交わした細かい研究内容の中には「Antibiotics Suitable for Animals」（動物用抗生物質）というのも入れておきました。そして、この枠の中での共同研究で、エバーメクチンの発見に至ったのです。

メルク社との共同研究で見つけた化合物は多数ありますが、何といってもこの中での飛び抜けた「大物」はエバーメクチンでした。

エバーメクチンには「Endectocide」というそれまでなかった言葉が使われています。これは、この系統の化合物は飲んでも良い、注射もできる、体の内と外の寄生虫両方に効果がある寄生虫薬という意味で、薬品としてのイベルメクチンの登場によって初めてこの言葉が使われるようになりました。

エバーメクチンは、私が静岡県伊東市川奈にゴルフに行った際、ゴルフ場近くで採取した土壌の中にあった放線菌が産生する化合物です。

まず、１９７４年、私の研究所でその土壌の中から新しい放線菌が分離されました。その後、その放線菌は私たちが調べたさまざまなデータを付けてメルク社の研究所に送られ、種々の培養液で慎重な環境制御下で培養されました。すると、マウスに寄生した寄生性線虫に駆虫効果があることが確認されました。

このエバーメクチンを含めて、私どもは今日までに522の化合物を見つけてきました。うち26種が医薬、動物薬、農薬、研究用の試薬として市販されるようになっています。[1]

限られていた動物専用薬

エジプトのピラミッドの壁画には動物の絵があります。ピラミッドの時代から、すでに動物と人は深い関わりを持っていました。しかし、私が共同研究を始めた頃は、動物用の薬はヒト用の薬を転用している場合が多く、動物専用の薬というのは限られていました。

しかし、動物特有の病気があるわけで、それに使える薬を探そうということで共同研究は始まりました。そのためのいくつかのプロジェクトの1つの米国側の共同研究者がウィリアム・キャンベル博士でした（図2）。彼とは2015年にノーベル賞を共同で受賞しました。[2]

彼が考えて作ったのはスクリーニング方法で、それは化学合成品用に開発したスクリーニング系でした。

まず、餌《えさ》に試料として培養液を混ぜて、線虫を感染させたマウスに6日間与えました。

その後、8日間、普通の餌を与えた上で解剖をして、小腸にいる線虫の数を数えました。この線虫は非常に発育が良く、2週間ほどで小腸の中にたくさん繁殖します。こういう線虫の性質を利用しました。

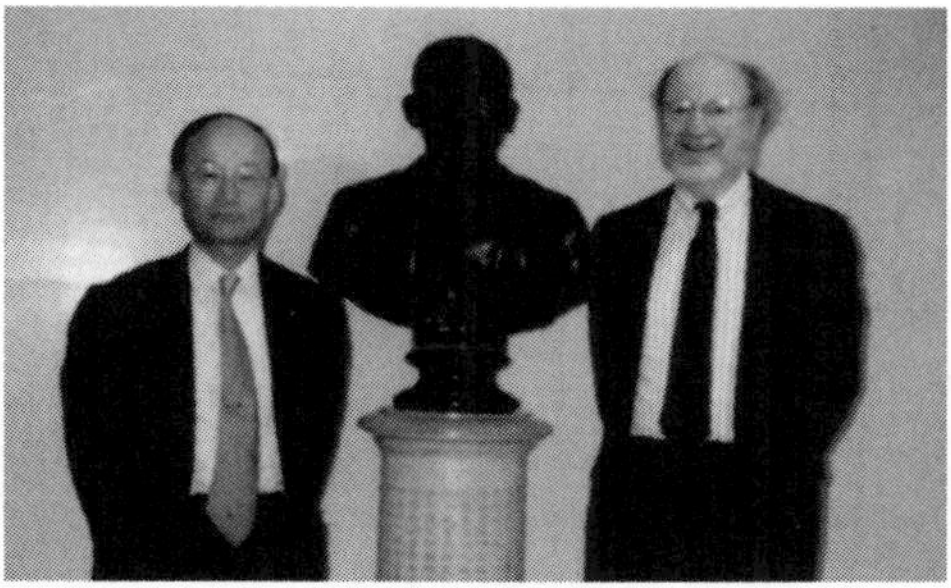

図2　ウィリアム・キャンベル博士と北里柴三郎先生の胸像を挟んで（筆者提供）

そのような実験の中でいろいろと調べていった過程で、私たちが川奈の土から分離した放線菌ストレプトミセス・アベルミチリス、今ではストレプトミセス・アベルメクティニウスと呼ばれる菌の培養液が線虫駆除に著しい効果を発揮しました。

キャンベル博士が言うには、メルク社でもこういうものを産生する微生物があるのではないかとたくさん調べたが、見つからなかったとのことでした。他の研究機関を含めると、総数で25万株ぐらいは調べられていますが、エバーメクチンを産生する菌はこれしかありません。

エバーメクチンには8つの成分があります。このうちのB_{1a}とB_{1b}は混在しており、それぞれのエチル基とメチル基はいずれも脂肪族飽和炭化水素のアルキル基と呼ばれるものであり、非常に近い性質があるため、実験室では分けられますが、工業的に分けるのは難しいものでした。この混合物を接触還元してイベルメクチンを合成しました（図3）。

このときにウィルキンソン触媒というロジウム錯体を触媒に使いました。幸運だったのは、１９７３年にこの触媒を発見したジェフリー・ウィルキンソン卿が、ノーベル賞を受賞しており、この触媒があって初めて選択的に二重結合を還元することができ、イベルメクチンを作ることができたことでした。

その後いろいろな検査をしていきました。その結果をまとめると、イベルメクチンが有効性を示す病原生物には、線虫類はもちろん、節足動物さえも含まれることが分かりました。

20年以上動物薬の売上ナンバーワンに

イベルメクチンがいかに優れた抗寄生虫薬であるかを示した実験があります。

放牧されている牛を24頭集め、12頭ずつに分けて、一方の群には何も与えず、もう一方の群には体重1キログラム当たり０・２ミリグラムのイベルメクチンを皮下注射で与えました。その後に解剖をした結果、なんとこの1回の皮下注射で、寄生虫をほぼ１００％駆除していたことが分かりました。この結果を1979年にフィラデルフィアでの学会で発表した時は、会場が本当に沸き立つような聴衆の反応があり、皆、非常に驚いていました。

　イベルメクチンは動物薬として1981年に販売が始まりました。すると3年後から20年以上、世界の動物薬の中で売上ナンバーワンの座を維持し続けました。

　このイベルメクチンのおかげで、最初の約束どおり、北里研究所はメルク社から特許料を受け取ることができました。その特許料は、研究所の財政が厳しい時に、研究所を救ってくれました。それだけでなく、人口当たりのベッド数が一番少ない県が埼玉県あるいは千葉県だと言われた頃に、埼玉県北本市の9万坪の土地を国から購入し、400床余の病院「北里研究所メディカルセンター病院（現・北里大学メディカルセンター）」を開設することもできました。ここには看護師養成学校、看護師宿舎も作り、現在も医療活動を続けています。

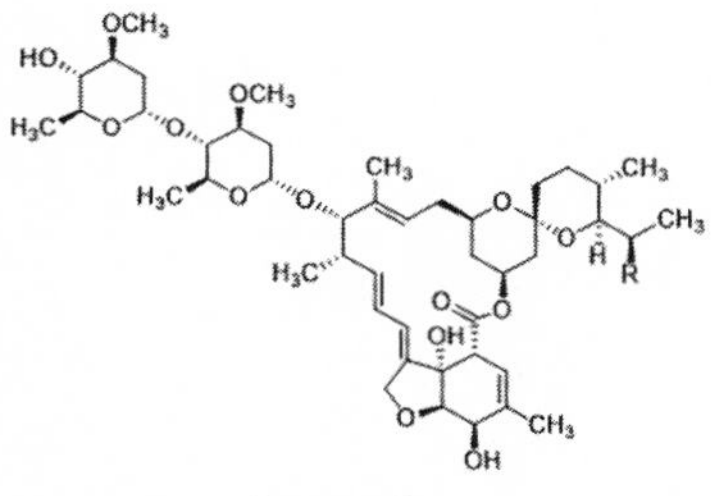

図3　イベルメクチンの構造式

ヒトのオンコセルカ症へ適応広がる

　1973年、当時の世界銀行のロバート・マクナマラ総裁は「西アフリカ諸国の人々の健康と経済的な見地から最も重篤な病気はオンコセルカ症である」と述べ、このオンコセルカ症を撲滅することを主導しようとしました。

しかし、撲滅はなかなかうまく進みませんでした。そこにイベルメクチンが登場することになったのです。[3]

この病気は、別名「河川盲目症」とも言われます。ブヨによって移る病気で、病原となるのは、回旋糸状虫と呼ばれる線虫です。この線虫は14〜15年、体の中に生きていて、その間に数百万もの幼虫を産みます。この線虫が皮膚や目に移ってひどい痒《かゆ》みを起こして皮膚を損傷したり、最も厳しい症状としては視力障害をもたらしたり、失明を引き起こします。

1987年の時点で感染地域はアフリカや中南米など36か国で、感染者は2090万人でした。元来、これはアフリカにあった病気ですが、18世紀ごろにアフリカの人々を米国に奴隷として連れて来たことで、彼らと一緒にこの病気も米大陸に広がったのです。中南米の国々のほとんどは近年、イベルメクチンでこの病気を撲滅しています。

イベルメクチンは1987年に、このオンコセルカ症の薬としてフランス政府の許可を得て適応が認められ、オンコセルカ撲滅作戦に使われるようになりました。その際の製剤の名は「メクチザン」でした。当時、メルク社は必要なだけ薬を無償供与することを発表している。

回旋糸状虫のミクロフィラリアと呼ばれる幼虫は、肉眼ではほとんど見えません。ブヨによって移された線虫の幼虫ミクロフィラリアは6か月から1年経つともう成虫になります。患者の皮膚にこぶを作り、1日になんと1000匹ものミクロフィラリアを産みます。そしてミクロフィラリアはあらゆる体の組織に移動していきます。ほとんどは1~2週間で死滅しますが、生きているうちにブヨが皮膚にいるミクロフィラリアを吸い取ります。そのブヨの体の中で第3ステージまで育ち、次の人の皮膚を刺した時に移っていきます。そして移った幼虫が感染力を有し、6か月から1年で成虫になるというサイクルがあります。

イベルメクチンがどこに作用するかを調べると、このミクロフィラリアに有効であることが分かりました。しかし、成虫には効きません。成虫に効かないのは欠点のように思われるかもしれませんが、実はそうではありません。成虫に効かない方がむしろ良いのです。

なぜかというと、この当時、別の抗寄生虫薬でこれを治療しようとすると、マゾッティ反応という急激な炎症によってショックで亡くなる人があったからです。これはメキシコの医師の名前に由来する副作用であり、なぜ、そういう副作用が起きるかというと、回旋糸状虫の中にはボルバキアという共生細菌がいるからです。成虫が死滅すると破裂して、一気にそのボルバキアが飛び出てきて急激な炎症を起こし、人の命を奪うことがあるのです。幼虫だけを殺すイベルメクチンにはそういう危険はありません。

1年に1回の服用で良い

イベルメクチンは仮に適応量の8倍を服用しても問題のない非常に安全な薬です。オンコセルカ症対策としては、1年に1回の服用で良いとされています。しかも安全な薬なので、医者や看護師もいりません。アフリカの国々では集落ごとにボランティアを決めて、この薬をくまなく人々に配るだけで良いのです。しかも、体重1キログラム当たり0・2ミリグラムを年に1回、多くても2回服用するだけで良く、それだけでこの病気を移すことなく、また病気から免れることができるのです。

ミクロフィラリアが皮膚に移動すると、皮下に成虫によるこぶ状の腫瘤《しゅりゅう》ができます。そして痒い。患者は失明も恐ろしいが、痒さも大変だと言っていました。私はこのような病状の人たちを現地でたくさん見ました。現地で小学校の先生に通訳をお願いして、オンコセルカ症が進んでいた患者にイベルメクチンを服用した後の様子を聞いてみました。すると、彼が言ったことで非常に印象的だったのは「目が見えなくなり、もう目が開くことはないけれども、とにかく痒みがなくなったことが嬉しい」という言葉でした。さらに「もう1つ嬉しいことは、この病気がもう子どもたちに移らないと聞いた。それが何よりだ」と彼は言っていました。オンコセルカ症から免れることになる現地の元気な子供たちと一緒の写真を図4に示します。

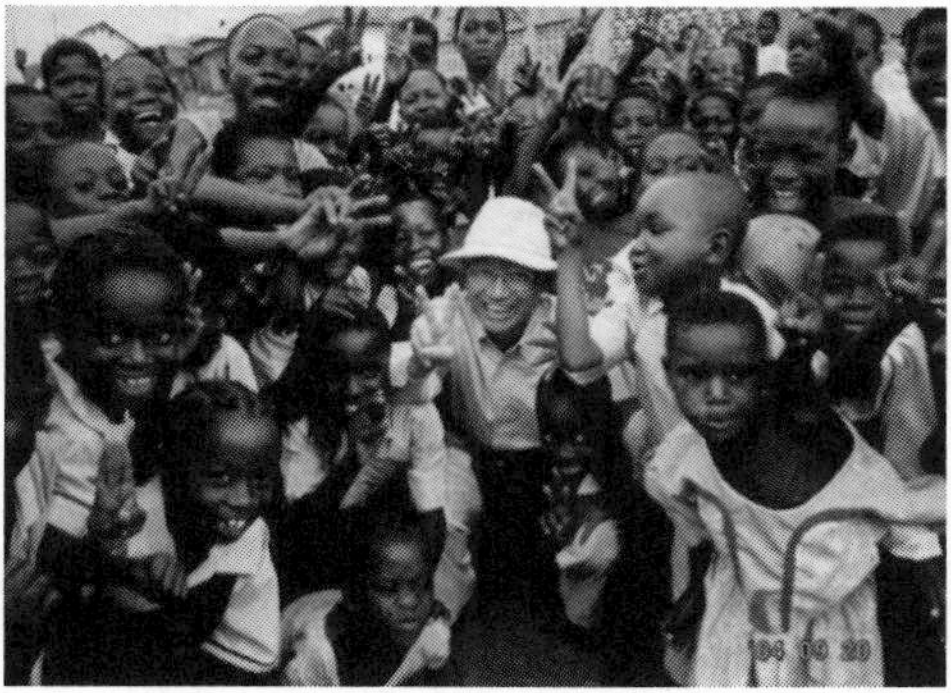

図4　アフリカのオンコセルカ症流行地を視察（筆者提供）

リンパ系フィラリア症へ適応拡大

その後、イベルメクチンは2000年になってから、今度はリンパ系フィラリア症の適応薬にもなりました。

この病気は2種の線虫によって起こります。この病気が流行している地域の総人口は13億人で、地球の人口の2割近くが住んでいる地域で広がっています。感染者は2000年の推計で1億2000万人。貧しい国を中心に世界83か国で、ほぼ日本の人口に匹敵するぐらいの人が感染していました。ちなみに日本は1978年にリンパ系フィラリア症の撲滅を宣言しています。

これは蚊が媒介し、体内に侵入したミクロフィラリアは血液を通じて広がります。この線虫はリンパ組織を破壊するため、足が浮腫を起こしてしまうのです。

何度も繰り返し感染していると、象の足のようになります。この病気の婦人を遠くから見た時は、何を履いているのだろうと思いましたが、何かを履いているのではなくて象のような素足でした。

リンパ系フィラリア症が蔓延している地域はオンコセルカ症が蔓延している地域と重なることが多いため、両方が蔓延している地域では両方にイベルメクチンを使います。どちらかだけの地域も含めて、現在は年間3億人以上の人々がイベルメクチンで治療を受けています。

ただし、このリンパ系フィラリア症に関してはイベルメクチンだけではなくて、ジエチルカルバマジン、あるいはアルベンダゾールなどの抗寄生虫薬とともに服用させることが行われています。最近は、オンコセルカ症やリンパ系フィラリア症はいくつもの国で撲滅、あるいは撲滅寸前という発表がされるようになっていますが、そのような成功を見ることができているのは、さまざまな団体、企業、組織等が非常にうまく連携し合い、この撲滅作戦に加わったからだと思います。

特にその中で「熱帯医学特別研究訓練プログラム」（ＴＤＲ）という国連の傘下の研究機

関が大きな役割を果たし、両熱帯病にイベルメクチンが使われるようになりました。TDRが研究を主導した結果、その後、アフリカの「オンコセルカ症制圧プログラム」(OCP)、「アフリカ・オンコセルカ症対策計画」(APOC)を通じてアフリカ全体で作戦が展開されるようになりました。さらに他の熱帯病も対象とした制圧プログラム「ネオペンダ」(NEOPENDA)になりました。これらが撲滅作戦の実働部隊でした。このほかに世界銀行、NGOとしては、あの「ビル&メリンダ・ゲイツ財団」がこのプログラムにたくさんの寄付をして、この活動を支えています。

腸管糞線虫症、疥癬の適応薬にも

「古い話」だけでも、イベルメクチンの話はまだ終わりません。

その後、さらに腸管糞線虫症と呼ばれる病気の特効薬として市販されるようになりました。この病気は世界に広く分布する病気で、これによってイベルメクチンは熱帯病以外にも適応が広がりました。この病気は遠い国の話ではなく、日本でも腸管糞線虫症は九州や沖縄で蔓延していました。世界では3500万人から1億人ぐらいがこれに感染していると言われています。

沖縄においては、琉球大学医学部の斎藤厚教授の研究グループが、この病気の的確な検定法を確立しています。斎藤教授らによってイベルメクチンの効果は臨床試験で確かめられ、適応薬として承認を受け、日本でも腸管糞線虫症治療に使えるようになりました。現在、沖縄においてはこの病気が激減していると聞いています[4]。

さらに2006年からは小さなダニが寄生して起こる病気である疥癬にも使える薬となりました。日本では「ストロメクトール」という商品名で売られており、世界中で使われている疥癬の薬となっています。

疥癬は現在の日本でも、高齢者施設、養護施設などで集団発生の事例が報告されている病気で、ダニが皮膚に住みついて強い痒みが伴うひどい皮膚症状を呈しますが、皮膚科の医師たちによると、イベルメクチンを使う以前の治療は大変だったようです。

治療するには、まず虫を殺す殺虫剤を塗り、その後に炎症を抑えます。ステロイド系の薬などを塗って治しますが、時間がかかります。ところが、イベルメクチンは2回飲むだけで95%以上治癒します。知人の皮膚科の医師には「皮膚科領域の革命だ」と言う人もいます。

エバーメクチンの作用機序の解明

エバーメクチンの作用機序の研究は、メルク社のドリス・キューリー博士という女性研究者が熱心に行いました。最終的に、エバーメクチンは、シナプスの後膜に存在するグルタミン酸で作動するクロライドチャネルと結合することで、神経伝達を阻害するということが分かりました。[5]

その後、他の熱帯病や病原菌を介在するベクター昆虫と呼ばれる昆虫類にも有効であることが分かり、さまざまな熱帯病に使用する研究が進められています。

イベルメクチン（Ivermectin）概要
Animal Health
1）画期的な抗寄生虫薬
2）1981年発売、3年後から20余年世界売上1位
3）メルク社の全製品中売上2位
Human Health
1）1987年登録：安全かつ効果の優れた抗寄生虫薬
2）オンコセルカ症撲滅に必要とするMectizanを無償供与する（1987年〜、メルク社、北里研究所）
3）2000年から無償供与はリンパ系フィラリア症にも適用
4）腸管糞線虫症、疥癬の特効薬として適用（市販品）
5）各種“顧みられない熱帯病”（NTDs）およびそれらのベクター昆虫にも有効
6）抗がん活性、抗ウイルス活性が見出される

表1　イベルメクチンの概要

エバーメクチンを作る微生物のゲノム解析

これまで述べてきたイベルメクチンの概要を表1に示しますが、これだけの薬を作る微生物の正体とは何なのか。

他にエバーメクチンを生産する微生物を探しても見つからないと多くの人が言っております。その正体に興味がありましたので、ゲノム解析を行うことになりました。世の中では、さまざまなゲノム解析が始まり、大腸菌やマイコプラズマなどのゲノムが発表され始めた頃でした。エバーメクチンを作る放線菌のゲノム解析を行うことにしたのです。

いくら掛かるかをざっと計算したところ、10億円は掛かることが分かりました。さすがにこの金額を知って戸惑い、迷いましたが、結局行うことにしました。これもイベルメクチンの特許料が入ってくるのでできたことです。2001年にエバーメクチンを作る放線菌のゲノムは解読されました。これは有用な物質を作る放線菌のゲノム解読の嚆矢《こうし》となりました。最近はこのような放線菌だけでなく、カビなどの有用物質を産生するゲノムの解析に応用されています。

エバーメクチンを産生する放線菌の全ゲノム解析の結果は、2003年の「ネイチャー・バイオテクノロジー」に掲載されましたが、その掲載号の表紙にはこの菌の電子顕微鏡写真が用いられていました。全ゲノムは9メガの塩基対から成っており、エバーメクチン以外に細胞のエネルギー産生を阻害するオリゴマイシンという物質を作っていることは既に分かっていましたが、ゲノムを明らかにし、さらに詳しく解析することによって、他にも37種の物質を作っていることを予想することができました。

そこで予想されているものが実際培養液の中にあるかどうかを調べました。すると、予想された10種類の化合物が培養液の中で見つかりました。イベルメクチンを作る放線菌のゲノム解析は、このような研究の先駆けになりました。

新型コロナへの効果

そして、「新しい話」として、これから紹介するような新型コロナウイルスを含む抗ウイルス活性について研究が進められています。さらには本書ではまだ詳述できるまでには至っていませんが、抗がん活性についての研究も進められるに至っています。

私のノーベル賞受賞の際のレクチャーの内容を少し充実させて書いた論文をノーベル財団の本に掲載していただきました。それを、さらにドイツの査読付き化学会誌「アンゲヴァンテ・ケミー」という雑誌が再掲載したいということでしたので、この雑誌にも載りました。この論文の中で、これまでの私の仕事を紹介しつつ、論文の一番終わりの部分で「このイベルメクチンは、抗がん作用、あるいは抗ウイルス作用、特にフラビウイルスの増殖を阻害するという報告がある」と紹介しておきました[6]。フラビウイルスとは一本鎖プラス鎖RNAウイルスの科の名称であり、主としてヒトに感染症を引き起こす日本脳炎ウイルス、デング熱ウイルス、ジカウイルス、西ナイルウイルスなど、蚊やダニなどが媒介する約70種のウイルスが含まれます。

実際のところ、今世紀に入ってからイベルメクチンは寄生虫だけでなく、ウイルスの増殖抑制にも効果があり、さらにはがんにも効果があるという話にさえなってきています。いまなお、新しい活性が次々と見つかってきています（表1）。

新型コロナに対する効果については、試験管内でのデータですが、オーストラリアのモナシュ大学のカリー博士やワグスタッフ博士のグループが「イベルメクチンが新型コロナウイルスの増殖を阻害する」ということを２０２０年４月に最初に発表しました[7]。

すると、新型コロナ対策に藁をも摑む状態であった世界の医師たち、特に中南米の医師たちがイベルメクチンを新型コロナに使い始めました。最初は観察研究ということだったようです。そして次々とその結果がツイッターなどソーシャルメディアを通じて拡散していき、イベルメクチンが新型コロナにも使えるという情報が広がりました。ただ、問題となったのは、イベルメクチンが犬や牛の薬としても売られていたので、それをそのまま飲む人が現れたことでした。それに対し米国食品医薬品局（ＦＤＡ）などが「これは動物薬だから使うな」というような警告を盛んに発出するようになりました。

その後の観察研究、ランダム化比較試験などの臨床試験で、イベルメクチンが新型コロナに有効であるという論文が数多く発表されるようになりました。

そこで、それらの情報を集めて、本書の共同執筆者でもある北里大学の八木澤守正客員教授が中心となって英文と和文の論文をまとめ、「ザ・ジャパニーズ・ジャーナル・オ

ブ・アンティビオティクス」（JJA）に投稿しました。[8・9]

「イベルメクチンが最も優れている」

　オーストラリアの研究発表とほとんど同時に、「新型コロナ救命治療最前線同盟」（FLCCC）という米国人のポール・マリック博士らが始めた医師集団が、次々と発表されるイベルメクチンに関する多数のデータを解析してメタ分析を進めて行きました。メタ分析とは複数の個別の研究結果を収集、統合し、統計的手法を用いて分析することであり、ランダム化比較試験のメタ分析は、「根拠に基づく医療」（EBM）において最も質が高い根拠とされています。

　FLCCCは、新型コロナに対する有効性を種々の既存薬について調べた結果、2020年夏頃になって「イベルメクチンが最も優れている」という結論を出していました。そこでFLCCC会長のピエール・コーリー博士らは、集積したイベルメクチンの臨床データを示して、NIHや世界保健機関（WHO）に適応拡大、つまりイベルメクチンを新型コロナに対する治療薬と認めることを求めて働きかけを行いました。そして、FLCCCのメンバーのうち4人がイベルメクチンに関する総説論文を著述しました。

　しかし、そこで、前代未聞の珍事が起きました。FLCCCの研究者らがある医学雑誌にイベルメクチンについての論文を投稿し、査読を経て受理されました。受理されたので、喜んでいたけれども、なかなか掲載されない。問い合わせると「掲載しないことにした」と言われたということでした。

その理由についての説明も何か危ういものがありました。その危うさについては後の章で詳述しますが、掲載しないと言われた以上、仕方がないので、ＦＬＣＣＣの研究者たちは別の医学雑誌「アメリカン・ジャーナル・オブ・セラピューティクス」誌に投稿し直し、３～４か月遅れて、これが掲載されました。

この論文⑩をぜひお読みいただきたいと思います。非常によくまとめてあります。北里大学の花木秀明教授、八木澤守正客員教授らがまとめてくれた次章以下と併せて読んでいただくと、イベルメクチンの性質をよく理解することができると思います。

ＦＬＣＣＣのメンバーが書いた論文の内容を要約すると、イベルメクチンについて以下のような結論が書かれています。

１、新型コロナやインフルエンザを含む多くのウイルスの複製を阻害する。
２、多種多様な機序による強力な抗炎症作用を有している。
３、動物試験において新型コロナウイルス量を減少させ、臓器の損傷を防ぐ。
４、曝露前あるいは曝露後に新型コロナウイルスの伝播を防ぐ。

5、患者の回復を早め、入院の必要性と死亡率を減少させる。
6、広く使用されている地域では、感染者が少なく、致死率が著しく低い。

動物実験の成績

2020年2月、北里大学は新型コロナ対策を目的とする特別プロジェクトを編成しました。基礎研究から応用研究まで行うチームを編成し、寄付を募って研究を始めました。そこでもいくつか興味深い結果が得られておりますので、その一部を紹介いたします。

片山和彦教授による実験では、ベロ細胞に新型コロナウイルスを感染させ、イベルメクチンを投与してこのウイルスがどのような経過をたどるかを調べました。ベロ細胞とは、アフリカミドリザルの腎臓上皮細胞から日本で樹立された培養細胞株であり、各種のウイルスの増殖性が良好で、細菌毒素への感受性が高いことから研究やワクチン製造に広く使われています。片山教授の実験の結果、イベルメクチンは細胞毒性を示す濃度になる前に濃度依存的にウイルスの増殖を阻害するということが明らかになりました。

ハムスターを使う実験は花木秀明、植松崇之両名の研究グループが行いました。ハムスターに新型コロナウイルスを感染させ、ハムスターの肺のウイルス量を調べました。すると、3日目でイベルメクチンを投与したハムスターの群は、投与しなかった群に比べて、ウイルス量が約10分の1に低下していることが分かりました。

私はこの実験データを見て非常に嬉しく思いました。というのは、イベルメクチンを投与したハムスターの血漿の中でウイルス中和抗体が著しく増加していたからです。これは、イベルメクチンには、ワクチンなどの効果を高めるアジュバント様効果がある可能性を示唆しているからです。アジュバントとは薬物の効果を高めたり補助したりする目的で併用される物質の総称で、免疫学では抗原性補強剤とも呼ばれます。予防医学ではワクチンと併用することでその効果を高めるために使用されます。

もう1つ、動物実験で分かったことは抗炎症作用についてでした。これもマウスを使った動物実験ですが、人工的な肺炎を惹起しておいて、そこにイベルメクチンを投与したらどうなるかを確かめました。すると、イベルメクチンは、抗炎症作用が知られているクラリスロマイシンよりも10倍も高い活性を有し、炎症性サイトカインを減少させたのです。

サイトカインとは、細胞から分泌される低分子たんぱく質性生理活性物質の総称で、細胞間相互作用に関与し周囲の細胞に影響を与えることが知られています。サイトカインには炎症を引き起こす炎症性サイトカインと炎症を抑制する抗炎症性サイトカインがあります。炎症性サイトカインが大量に放出され、頭痛、発熱、頻脈、血圧変動等が重症化した状態をサイトカインストームと呼びます。新型コロナの重症患者にはこのサイトカインストームがしばしば起こります。

このサイトカインストームの原因となる炎症性サイトカインの放出を、イベルメクチンが抑制することが実験的に確かめられたのです。

１つの薬に前例のない数の臨床試験

２０２１年3月上旬までには、新型コロナに対して１００件を超えるイベルメクチンの臨床試験が世界各地で行われています。公的機関に登録されている臨床試験だけでも、32か国、１０５件の研究が行われています。１つの薬に関してこんなに多くの国、こんなに多くの研究や臨床試験が、このような短期間に一斉に行われているということは、かつてない話であると思われます。研究や臨床試験の数は、現在も増え続けています。

特にインド、エジプト、イラン、ブラジルなどが盛んに臨床試験を行っています。ただ残念というか、仕方がないことなのですが、試験に使われたイベルメクチンはジェネリック製品であり、多額の研究費を用意して行った試験はまだありません。病院単位や大学の研究グループなどが小規模に治験を行った例が多いのです。その結果をまとめて評価していくことになったわけですが、それに対して規制当局は試験の規模が小さいからエビデンス（証拠）としては十分でないという言い方をしてくるのです。

試験の規模が小さいとだめなのか。

私は必ずしもそうではないと思っています。米国のＦＬＣＣＣの論文などを読んでみると、２０２１年８月３日の時点でイベルメクチンの新型コロナに対する予防効果については、約７０００人を対象にした11試験の結果が発表されており、全体で87％が改善されています。つまり９割近くに対して効果があったことが分かっています。

感染者に対する投与試験では、感染初期の段階でイベルメクチンを使うと82％で改善が見られています。後期（重症）になると改善率は悪くなりますが、それでも51％で効果が見られています。予防投与と治療を合わせると試験の対象者は１万５０００人を超えています。１つ１つは小規模な研究であっても、全体では相当な数を対象に行われた結果だということを認めてもらいたいと関係者は思っています。

主観的評価などが入り込まないようにしたランダム化比較試験を行った23件の研究だけを抜き出してみると全体で70％の改善が見られています。対象となった患者数は３０００人以上です。死亡率を見ると、75％の改善が見られたとまとめられています。

ポルトガルの感染減少とイベルメクチン

米公衆衛生局（ＰＨＳ）のデービッド・シェイム博士からの情報によると、ペルーでは、イベルメクチンの配布を始めた2020年8月頃の時点で、多いときには1日で660人が新型コロナで亡くなっていました。しかし、イベルメクチンの配布が始まると、目に見えて死者は減り始め、11月になると100人以下になりました。

しかし、残念なことに、その11月にマルティン・ビスカラ大統領が議会によって罷免され、フランシスコ・サガスティ大統領に替わると、大統領がイベルメクチンの使用を規制しました。すると、感染者数や死者数が元に戻ってしまいました。この話も既に医学雑誌に発表されています。

さらに比較的最近分かった話ですが、人口約1000万人のポルトガルは、独自にイベルメクチン製剤を製造できる国であり、しかもこれを新型コロナの適応薬として認可して2021年1月から使うようになりました。

すると、新規感染者数が急激に下がって行きました。周辺国では、3月以降にまた増加しましたが、ポルトガルだけは次の波が来ていません。ずっと沈静化していると考えられる患者数になっています。ポルトガルでも、もちろんワクチン接種は進められていますが、2021年5月現在のワクチン接種率は10％にも達していません。一連のデータを見る限り、イベルメクチンが新型コロナに効果を発揮しているとしか考えられないと私には思えます。

適応量も判明

英国には「英国イベルメクチン推奨開発」（ＢＩＲＤ）という組織があります。この組織は、統計学の専門家で、ＷＨＯの顧問も務めているテレサ・ローリー博士が中心となっています。ローリー博士はＦＬＣＣＣなどが発表する論文を読み、自らも統計的に検証した結果「確かにイベルメクチンが効いている」と思うに至ったと述べています。そして17か国から60人のメンバーを集めて、盛んに情報を交換し合うようになりました。日本からは北里大学の八木澤守正客員教授に参加してもらっています[11]。

その検証の結果、新型コロナに対するイベルメクチンの適応量についても分かってきました。ＦＬＣＣＣとＢＩＲＤが提案した初期の段階でのイベルメクチンの処方量は体重1キログラム当たり0・2ミリグラム～0・4ミリグラムを5日間服用するというものでした。中等症で入院が長引く場合には、0・4ミリグラム～0・6ミリグラムに増やし、さらに5日間続けることを推奨しています。また、発症予防には、体重1キログラム当たり0・2ミリグラムを毎週1回服用することを推奨しています。現在は2週間おきに同量を服用するという処方も行われています。ただし、この処方量はあくまでも目安であり、状況に応じて亜鉛、あるいはビタミンＤを加えるなどの処方も行われています。

新型コロナに対するイベルメクチンの作用機序

そもそも、なぜ、イベルメクチンは新型コロナに効くのでしょうか？

その作用機序については、北里大学の花木秀明教授らが第４章で詳述しますが、ここで簡単に説明すると、細胞にウイルスが侵入する際、ウイルス表層にある突起状の糖たんぱく質であるスパイクたんぱく質にイベルメクチンが結合して、ＡＣＥ２レセプターとの結合が阻害されるのです。ＡＣＥ２レセプターは、気管支、肺、心臓、腎臓、消化器などの臓器表層細胞の細胞膜にあり、臓器保護作用があるとされていますが、新型コロナにおいては、ウイルスのスパイクたんぱく質と結合する受容体として機能しています。この受容体との結合をイベルメクチンが阻害することで、ウイルスは細胞の中に入れなくなるのです。

さらに新型コロナウイルスは一本鎖の長いたんぱく質を合成しますが、メインプロテアーゼと呼ばれる酵素が、その鎖を切断して複数の機能するたんぱく質を生成します。イベルメクチンは、このメインプロテアーゼに結合して切断活性を阻害し、ウイルスの機能を阻害するという作用機序を提唱している研究者もいます。

また、イベルメクチンがインポーチンα／β_1の機能を阻害するという指摘もあります。このインポーチンに関する作用については、フラビウイルスの研究の中で詳しく調べられています。インポーチンは、αとβ_1のサブユニットが一緒になって初めてたんぱく質を積み込んで細胞核の中に持ち込む役割を発揮しますが、イベルメクチンがインポーチンαサブユニットに結合すると、2つのサブユニットが一緒になれないので、たんぱく質を運び込む能力がなくなるという作用機序が提起されています[12]。

オーストラリアで研究されている丸田浩博士からは、まだ新型コロナへのイベルメクチンの効果など誰も口にしていなかった2020年3月頃に「イベルメクチンは新型コロナの薬になる」、「治療に使える」という内容の手紙をいただきました。

丸田博士は、ウイルスがレセプターに結合して細胞の中に侵入してくると発現されるシグナルを伝達するPAK1キナーゼ、あるいはディディーズキナーゼと呼ばれる物質をイベルメクチンが阻害すると指摘していました。このキナーゼは、細菌に感染したり、がんになったりすると増えて、免疫機能を阻害します。抗体が産生できなくなり、体内でウイルスを阻止することができなくなります。イベルメクチンを投与することでPAK1キナーゼの作用が阻害されると、体内の免疫機能が復活して抗体を作り、ウイルスを阻止するという作用機序の提唱でした。

不思議な作用を持つ薬

最後にオンコセルカ症撲滅の時に行った実験の1つを紹介します。

まず、患者の皮膚を1ミリグラムほど採取し、その中にいるミクロフィラリアの数を顕微鏡で数えました。すると、1ミリグラムの中には約120のミクロフィラリアがいました。このような皮膚の状態の患者にジエチルカルバマジンを投与するとその数は当然下がります。イベルメクチンでも同じように下がります。しかし、ジエチルカルバマジンで下げた方はまたすぐに上がってきてしまいます。

一方、イベルメクチンを投与した群は、これがずっとゼロの状態となり、もうほとんどミクロフィラリアがいない状態が続きます。ただし、3か月経った頃からまた少し増えてきます。

先ほどオンコセルカ症に対する処方量は年に1回で良いとされていると書きましたが、それは、この実験から考えられた処方量なのです。このことをどのように解釈するかですが、要するにイベルメクチンにはアジュバント様効果があり、ミクロフィラリアに対する抗体を増加させることに関わっていると考えられるのです。

オンコセルカ症に対してイベルメクチンは、アジュバント様効果によってミクロフィラリアに対する抗体を増量し、それによってミクロフィラリアが生育できなくなると考えることもできるのではないでしょうか。このような部分については、今後、さらに研究していかなければならないと思っていますが、いずれにしてもこのイベルメクチンというのは、非常に不思議な作用を持つ薬なのです。

この薬が実際に新型コロナに使われて、1人でも多くの人を救うようになってほしいと願っています。

＊本章は2021年5月8日第95回日本感染症学会学術講演会・第69回日本化学療法学会総会合同学会における招請講演記録から起稿・加筆しました。

註

＊1　秦藤樹（1908〜2004）。医学博士・微生物科学者。我が国初のマクロライド系抗生物質ロイコマイシン（後にキタサマイシン）を発見。北里研究所長および北里大学長を務めた。編著、共著に『抗生物質学』『微生物化学』など。

第2章

新型コロナの発生とイベルメクチン

大村智
八木澤守正
花木秀明

本章の前半では、新型コロナの発生から現在に至るまでの日本を含む世界各国の状況と、世界保健機関（WHO）や各国の対応について振り返って著述します。新型コロナの世界的大流行（パンデミック）は、未来の歴史家が、おそらく21世紀の十大ニュースの1つとして記録する世界史的大事件でしょう。その発生から現在までを整理して書きとどめておきたいと思います。

後半では、新型コロナの治療薬とワクチンの開発を振り返り、イベルメクチンが治療および発症予防に有効性が期待されるようになった経緯を解説します。最近のイベルメクチンの新型コロナに関する国内外の詳細な動向については、第3章において著述することにします。

1　新型コロナの発生とWHOの対応

中国・武漢市で最初に発症

新型コロナは、2019年11月17日に中国湖北省武漢市で初発例が確認されたことに始まりました。原因不明の肺炎として警鐘が鳴らされていましたが、１か月半後の12月31日になってから武漢市当局よりWHOにヒトからヒトへの感染が報告[13]され、２０２０年１月７日には原因が新型コロナウイルスであることが確認されました。

20世紀までは、いわゆる風邪のような症状をヒトに引き起こすコロナウイルスとしては４種類が知られていました。その４種類に２００２年に中国南部を中心として発生した「重症急性呼吸器症候群（ＳＡＲＳ）」の原因となったコロナウイルス（SARS-CoV）と２０１２年に発生した「中東呼吸器症候群（ＭＥＲＳ）」の原因となったコロナウイルス、さらに今回の新型コロナウイルスが加わったことになります。新型コロナウイルスはSARS-CoVと遺伝子構造が約80％相同であることから、SARS-CoV-2と命名されました。

２０２０年１月11日になり、中国政府よりＷＨＯに対してアウトブレークが武漢市の華南海鮮市場に関係していることが報告され、同市場で販売されている生きた野生動物が感染源であることが推測されました。同市場は１月１日に閉鎖されてしまい感染源の追及が不可能となりましたが、前月中に採取されていた試料を検査したところ、陽性であることが確認されました。

１月13日に中国以外の初発例がタイで確認され、次いで15日に日本、19日に韓国で感染者が確認されましたが、いずれも中国人であるか武漢への渡航歴を有する者であり、発生源は武漢を中心とする地域であることは疑いがないと結論付けられました。

ＷＨＯは中国内の感染者が２５０人を超した1月21日に「新型コロナウイルス（2019-nCoV）状況報告」を公表して、中国への渡航等に関して注意を促しました。この段階でのＷＨＯの対応は早く、適切であったといわれています。しかし、その前日に、米国において中国から帰国した男性が発症し、世界の感染者は４か国の２８２人になっていました。

1月23日に武漢市が都市封鎖（ロックダウン）され、2月1日には武漢市内の病院の様子を撮影した人物や遺体の運搬を報じた人物が中国当局に逮捕される事態が起きました。２０１９年末に新型肺炎の発生に関して警告を行った医師ら８人が、デマを流布したとして当局により処分されたことと合わせて、中国政府が発生状況を正確に公表しなかったために、世界の防疫体制の構築が遅れ、その後の世界規模の悲惨な感染状況を迎えることとなってしまいました。

クルーズ船内のクラスター発生と武漢からの緊急避難

日本においては、クルーズ船「ダイヤモンド・プリンセス号」から1月25日に下船した香港人男性が、新型コロナに感染していたことが1週間後の2月1日になって判明し、急遽、同船を大黒埠頭沖に移動させて14日間にわたる隔離措置を講じましたが、最終的には同船内で乗客・乗員を合わせて７００人を超す一大感染クラスターが発生する事態に至り、日本は発生当初から世界的に大きな注目を浴びる感染国となってしまいました。

一方、武漢には日本企業が多数進出しており、在留邦人の緊急避難が課題となりましたが、ロックダウンされた武漢からの退出の交渉が難航しました。結局、帰国のためのチャーター便の運航は１月29日の第１便から２月17日の第５便となりました。それらのチャーター便で緊急帰国した８２９人のうち、ＰＣＲ検査により新型コロナウイルス陽性と判定されたのは９人（１・１％）でした。

未知の感染症が国際的に拡散している状況であり、日本も直接の被害が及んでいることから、それに対応するための国内法の整備が必要となりました。そして、２月１日に、新型コロナウイルスを「感染症の予防及び感染症の患者に対する医療に関する法律（感染症法）」の指定感染症（２類相当）に定める政令[14]を制定し、検疫法第34条の感染症の種類として指定することにより、感染者の入国を拒否することや感染者の入院等の措置を講じることが可能となりました。

中国から欧州への伝播は、１月16日に観光を終えて武漢を出発した欧州人30人の団体客が帰路に９日間のイタリア、スイス、フランスを巡るツアーを行った折に、１人が16日にローマ到着直後に発症し、21日まで次第に症状が悪化しました。23日にはパリで同行者２

人が発症して救急搬送されており、新型コロナウイルス陽性と判定されました。これが最も早い事例とされています。

遅れたWHOのパンデミック宣言

ＷＨＯのテドロス・アダノム事務局長は、１月27日に中国に新型コロナの状況視察に訪れましたが、既に12か国２７９８人の感染者が発生しており、感染拡大が予測されているにもかかわらず、事態を軽視しようとする中国政府に遠慮したために、世界的な大流行を警戒して発するべき「パンデミックの宣言」を行いませんでした。感染症が、最初に急拡大したコミュニティから広い地域に拡大した状況を「エピデミック」と呼び、「エピデミック」が国境を越えて広がり、複数の国や地域に拡散して同時に流行する状態を「パンデミック」と呼びます。

ところが、その5日後の2月1日には感染が一挙に24か国に拡大し、約1万２０００人の感染者が確認され、事態は急速に悪化の一途をたどることとなってしまいました。

これを受けて、ＷＨＯの危機管理部門では過去のＳＡＲＳ（２００２年）、新型インフルエンザ（２００９年）およびＭＥＲＳ（２０１２年）の世界的な流行の経験に基づいて、新型コロナが世界に拡散した場合に備えるための啓発文書を発出しています。

後に世界で最大の感染拡大に至ることになった米国では、2020年1月30日に疾病対策センター（CDC）が国内におけるヒトからヒトへの感染の初発例を確認し、2月4日という早い時期に保健福祉省（HHS）が法律の規定に従って、中国武漢市で発生した新型コロナを国家安全保障に関わる緊急事態であると決定して、医療体制および医薬品の需給管理などに関して緊急対応体制を整えました。

この新型コロナウイルスは、国際ウイルス分類委員会により重症急性呼吸器症候群ウイルス2型（SARS-CoV-2）と命名され、WHOは2月11日に新型コロナをCorona Virus Disease-2019（COVID-19）と命名しました。その時点で中国内の感染者は既に4万2000人を超えており、WHOは疾患名の決定と共にパンデミックを宣言すべきでしたが、テドロス事務局長はこのタイミングも逃しました。WHOの対応の遅れが一因となり、新型コロナは急速に全世界に拡大してしまいました。

100年に一度のパンデミック

一方、2月20日には世界的に権威がある医学誌「ニューイングランド・ジャーナル・オブ・メディシン」（NEJM誌）に中国で発生した新型コロナの脅威を警告する論文が掲載⑮され、世界の医学界がこの未経験の感染症に協力して対応することを表明しました。その決定により、その後はＮＥＪＭ誌を始めとして世界の主要な医学雑誌に掲載される新型コロナ関係の論文や記事は、全て購読者以外でも自由にアクセスし閲覧できることとなりました。そして、ＮＥＪＭ誌の2月28日のオンライン版にはビル＆メリンダ・ゲイツ財団から、ビル・ゲイツ自身が「１００年に一度のパンデミック」という表題の見解を寄稿し「無駄にできる時間は無い」と述べています。

２０２０年2月29日の集計では、世界の罹患者は累計８万５４０３人に達しており、中国の７万９３９４人と53か国・地域の５３０４人、それに加えてダイヤモンド・プリンセス号の国際船客・乗員７０５人という内訳でした。この時点で感染者数が多かったのは、韓国が３１５０人、イタリアが８８８人、イランが３８９人、日本が２３０人、シンガポールが98人、米国が62人、ドイツとフランスが57人ずつ、スペインが32人などでした。

ＷＨＯがようやくパンデミック宣言

その後も世界の感染者数は増え続け、3月8日には新型コロナが確認された国・地域は１００に達し、累計感染者数が10万人を超えたため、パンデミック宣言を躊躇していたＷＨＯのテドロス事務局長も、3月11日になってようやく世界的なパンデミックであることを認め、「国際的に懸念される公衆衛生上の緊急事態」に相当するとの宣言を行いました。

2月11日の疾患名の決定から1か月も経過しており、明らかに手遅れと見なされる宣言でしたが、奇妙なことに原発国である中国では都市ロックダウンなどの対応が功を奏して既に感染拡大が制御された後でした。このような経過から、WHOは中国国内の状況が落ち着くまでパンデミック宣言を引き延ばしていたのではないかという疑念も出されています。

パンデミック宣言を行うことと、新型コロナ対策として新規なワクチンを開発して用いることは、1月21日からスイスのダボスで開催されていた世界経済フォーラムで既に話し合われており、同会議に出席していたテドロス事務局長は、そのような経済界の意向を知っていたと伝えられています。

パンデミックが宣言されると、それに対応する措置は国によって異なりますが、国際間の旅行者の制限や検疫体制の強化を図ることとなり、観光立国を目指していた日本などの国々は経済的に大きな痛手を被ることとなりました。特に、新型コロナの原発国である中国の累積感染者数は3月11日のパンデミック宣言時には8万人を超えていたので、世界各国が中国からの旅行者の入国を拒否するようになりました。

しかしながら、中国の実際の累積感染者数は公表数の10倍以上であると推定されており、旧暦の新年に当たる春節（1月25〜31日）には海外渡航を含めて延べで20億人以上が移動していたため、国内外に広く新型コロナが拡散されてしまいました。

日本の最初の緊急事態宣言発令

日本においては、新型コロナの拡大を防ぐために全国すべての小中高校に3月2日から春休みに入るまで臨時休校とすることを要請しました。そして、3月13日に「新型インフルエンザ等対策特別措置法（平成24年法律第31号）」の付則第1条の2として「新型コロナウイルス感染症に関する特例」を制定して感染拡大に備えましたが、国内の累積感染者はその時点で675人になっていました。

政府は、同法に基づいて3月26日に内閣官房に「新型コロナウイルス感染症対策本部」を設け、3月28日に「新型コロナウイルス感染症対策の基本的対処方針」を出して官庁間を越えた体制による対応を促しました。

しかしながら、国内での感染拡大と国外からの感染者の入国の増加を抑えるために、4月7日より大型連休が明ける5月6日までの間、緊急措置を講じざるを得ない事態を迎えてしまい、東京・埼玉・千葉・神奈川・大阪・兵庫および福岡の1都1府5県に「緊急事態宣言」を発令しました。

ちなみに、発令日の東京の新規感染者は87人と現在の感染者数から見れば著しく少数でしたが、ダイヤモンド・プリンセス号における集団感染と国外の急激な感染拡大の状況に鑑みて緊急事態措置を講じることになったのです。さらに、4月16日にはこの緊急事態宣言の対象地域を全国に拡大することとなり、新型コロナの影響が全国民に及ぶ事態となりました。

この緊急事態宣言は後に「第1回緊急事態宣言」と呼ばれるようになりましたが、国民には生活の維持に必要な場合を除く不要不急な外出の自粛が求められ、企業には出勤者数の7割減や従業員の可能な限りの在宅勤務（テレワーク）および時差出勤の遂行が求められました。小中高校の臨時休校は継続され、大学においても入学式は行われず講義も行われない状況が続きました。大型商業施設や公共施設の休業、イベントの中止や飲食店の営業時間短縮などにより、大都市の繁華街は閑散とし国内経済の低迷が始まりました。

全国的な緊急事態宣言の発令から1か月後の5月14日に北海道と東京および近隣3県と大阪・京都・兵庫の1都1道2府4県以外の39県は宣言が解除され、21日には大阪・京都・兵庫の2府1県、25日に残る1都1道3県も解除されて、約1か月半ぶりに通常の生活に戻りましたが、その間の経済的なダメージは大きく、国民に拡がる閉塞感など精神的なダメージも大きなものとなりました。

国内においては、密閉・密集・密接の「3密」を避けるような生活習慣と、感染防御に必須であるマスク着用の習慣が定着しました。そして、そのマスクのほとんどは中国からの輸入品であることを認識し、国民の意識に変化が生じました。

しかし、現在の状況から振り返ると、当時の状況は新型コロナ拡大のほんの序章にすぎなかったと言えるでしょう。

米国が世界最多の感染国に

米国では国内の累積感染者が1200人を超えた時点で新型コロナに関する国家非常事態宣言が発出され、国民の間で警戒感が高まりましたが、3月20日に感染者が1万人を超えた後は日を追って激増し、23日には3万1573人、25日には5万1944人、27日には6万8334人となり、28日には8万5228人に達して、中国とイタリアを上回り、累積感染者数が世界で最多となってしまいました。

その後も、米国と欧州各国で感染者急増が続き、3月31日には全世界の累積感染者約75万人のうち、米国は14万640人、イタリア10万1739人、スペイン8万5195人、ドイツ6万1913人、フランス4万3977人、イラン4万1495人などとなりました。一方、中国では既に第1波のピークを過ぎていて、新規感染者が減少し始めており累積感染者数は8万2545人にとどまっていました。

世界の累積感染者は、2020年4月2日に100万人、16日に200万人、28日に300万人、5月12日に400万人、21日に500万人と急拡大を続けました。6月29日にはついに1000万人を突破し、その後も8月11日に2000万人、10月20日に4000万人、12月1日に6000万人、12月31日には8000万人と、まったく歯止めがかからず増え続けて行きました。

新型コロナは、このように、短時日の間に世界の220以上の国または地域に拡散して、2021年1月31日までに1億311万人が罹患（罹患率1・31%）し、そのうちの222万人が死亡（死亡率2・16%）するという破滅的な被害を及ぼしました。

世界の新型コロナ流行の波

世界の感染者数の増加の様子をグラフにして眺めると、緩い増加カーブを描いていますが、顕著なピークは認められず、必ずしも第1波、第2波、第3波と明確に区分することはできません。また、国によっては流行の波と波の間が長期間に及んだり、途切れることなく感染増が継続したりしています。

全世界に広く拡散しているので、地域ごとに増加速度の違いはあるものの、地球全体としては一定の速度で増加してきたともいえます。あえて区分するならば、2020年3月初旬から4月中旬にかけて韓国や日本およびイタリア、スペイン、フランス、英国などの欧州諸国、さらには米国に及んだ第1波は5月20日頃にいったん収束傾向を示し、6月15

日頃から第2波が始まり、第2波が収束しないうちに10月20日頃から第3波が始まったように見受けられます。そして、第3波は12月末頃に増加傾向が緩んだものの2021年2月20日頃までの長期間に及ぶ大きな波になりました。

そのような過程を経て、世界全体では感染拡大が一旦は収束したように思われましたが、流行ウイルス株が従来株から感染性が高い変異株に交代したことが原因となって、3月10日頃から再び増加傾向に転じて第4波が始まりました。変異株とは、ウイルスによる感染症が流行し続け、ウイルスが増殖し続けている間に、何かしらの遺伝子変異が起き、変異した遺伝子情報を保持して生存しているウイルスのことを言います。

この第4波は、5月5日頃から収束傾向に転じる約3か月間の急速な流行拡大でしたが、6月末にはほぼ収束したように思われました。しかしながら、その後もまた、7月半ばからの第5波と言える急速な感染拡大が続き、現在に至っています。

デルタ株による第5波の感染拡大

新型コロナウイルスは一本鎖の（＋）ＲＮＡを遺伝子としており、極めて変異しやすいウイルスであり、複製をしていると15日に1回の率で変異が起きることが知られています。変異株に関わる問題点は、後の章で詳述しますが、従来の流行株に比して感染性が高くなった変異株⑯による感染が増えたために、世界各国で第5波が急速に拡大している状況です。この原稿を著述している9月中旬は、いまだ、第5波の真っただ中にいるということができます。

米国では新規感染者数が7月中旬までは1日3万人程度に抑えられていましたが、再び増加傾向に転じ、8月に入ってからは平均で1日10万人程度になっています。そして、新規感染者の93％以上がインド由来のデルタ株の感染であり、5月頃には70％を占めていた英国由来のアルファ株は3％以下の検出率になっています。

これは、最初に中国武漢市から移入されて流行した従来株よりも感染性が高いアルファ株が主流になっていたが、さらに感染性の高いデルタ変異株がアルファ株と交代して、より急速な感染拡大が続いているという現象です。まだ確認はできていませんが、デルタ変異株は従来のワクチンを2回接種した人たちにも感染する可能性があるという見解もあり、それが第5波の拡大している理由かもしれません。しかし、夏季休暇を迎えて人々の移動が活発になり、他人との接触の機会が増加していたのが主な原因であったと考えられています。

英国では、7月19日に新型コロナ対策の諸規制を解除し、経済の回復を目指しましたが、必要回数のワクチン接種完了者が50％を超えたことが緩和の根拠と伝えられています。しかし、新規感染者数が現在も1日2万5000人を超えており、今までの最大ピーク（1月9日の6万8000人）の43％程度であるので、必ずしも収束したとは言えない状況です。そして、最近の新規感染症例の75％がデルタ変異株によるものであることが認められています。

世界の感染者2億人を突破

新型コロナは、このように、短期間に世界の220以上の国・地域に拡散し、2021年9月20日現在、表1に示すように世界で2億2900万人以上が感染（地球人口からみた感染率2・93％）し、そのうちの471万人以上が死亡（死亡率2・05％）するという破滅的な被害を及ぼしました。

主な感染国の累積感染者数と死亡者数を見ると、最も厳しい状況にあるのが米国であり、人口3億3100万人の約13％に相当する4312万人が感染し、約69万4000人が死亡（死亡率1・61％）しています。

米国では、2020年10月中旬から始まった第3波が急速に拡大し、2021年1月初旬には1日の新規感染者が最大の30万人に達しました。その後は緩やかな下降傾向を示して3月上旬に4万人程度に落ち着きながらも、4月中旬には8万人程度の緩やかな第4波

国　名	人　口	累積感染者数	感染率(%)	累積死亡者数	死亡率(%)
米国	331,002,651	43,121,723	13.03	694,940	1.61
インド	1,380,004,385	33,502,744	2.43	445,416	1.33
ブラジル	212,559,417	21,234,512	10.00	591,034	2.78
英国	67,886,011	7,464,979	10.99	135,252	1.81
ロシア	145,934,462	7,294,672	5.00	198,996	2.73
フランス	65,273,511	6,956,848	10.66	116,098	1.67
トルコ	84,339,067	6,874,947	8.15	61,805	0.90
イラン	83,992,949	5,442,232	6.48	117,526	2.16
アルゼンチン	45,195,774	5,241,394	11.60	114,518	2,18
コロンビア	50,882,891	4,942,249	9.71	125,924	2.55
スペイン	46,754,778	4,935,534	10.56	85,901	1.74
イタリア	60,461,826	4,638,513	7.67	130,354	2.81
インドネシア	273,523,615	4,192,695	1.53	140,634	3.35
ドイツ	83,783,942	4,157,113	4.96	93,632	2.25
メキシコ	128,932,753	3,569,677	2.27	271,503	7.61
ポーランド	37,846,611	2,898,297	7.66	75,488	2.60
南アフリカ	59,308,690	2,884,134	4.86	86,216	2.99
フィリピン	108,116,615	2,385,555	2.21	36,934	1.55
ウクライナ	43,733,762	2,350,646	5.37	54,919	2.34
ペルー	32,971,854	2,167,652	6.43	199,036	9.18
マレーシア	32,747,402	2,112,175	6.45	23,744	11.24
日本	126,476,461	1,676,892	1.33	17,204	1.03
韓国	51,269,185	287,536	0.56	2,409	0.83
中国	1,439,323,776	95,738	0.01	4,636	4.84
世界	7,843,089,447	229,811,889	2.93	4,713,479	2.05

表1　主な流行国の感染者数と死亡者数【2021年9月20日現在】
（出典：人口：United Nations Population Division の直近の推計、感染者数・死亡者数：Worldmeter の公表情報）

が続き、6月半ばにようやく2万人以下に収束しましたが、7月10日頃より再び急速な増加に転じて、9月半ば現在は10万人に近い日が続いています。

累積感染者数が2番目に多いインドでは感染者が3350万人、死者は44万5000人を超えていますが、第1波の襲来は他国よりも遅く2020年6月下旬から10月下旬の緩やかな波であり、1日の新規感染者は10万人程度でした。しかし、2021年3月中旬より急激な第2波の感染拡大に見舞われ、5月上旬のピーク時には1日に40万人を超える新規感染者が記録され、死亡者は1日に4000人を超える惨状でした。この爆発的感染拡大は6月末には収まり、最近の1日の新規感染者は2万5000人程度にとどまっています。

世界で2番目に人口が多いインドでは、8つの連邦直轄領と28州に分けられる行政区画が、新型コロナに対してそれぞれ独自に対応しています。感染拡大の完全な制御はまだできていませんが、6月末以降の感染者数の急激な減速には、州単位のイベルメクチン配布の効果があったと考えられています。この状況については、後の章で詳しく解説します。

累積感染者数が3番目に多いブラジルでは感染者が2100万人、死者は59万人を超えています。2020年5月半ばから始まった第1波が7月末の1日の新規感染者7万人をピークとして10月中旬まで緩やかに継続し、11月初旬から再び7万人程度をピークとする緩やかな第2波が２０２１年2月中旬まで続きました。2月下旬からは3月下旬の10万人をピークとする第３波が5月上旬まで続いていました。その波が収まったと思われた頃から再び6月下旬の11万人をピークとする第４波が起きましたが、７月末以降は収束に向かっているように見受けられる状況です。

しかし、過去の推移を見ると、ブラジルでは第１波から第４波までの15か月間にわたって、１日の新規感染者が１万〜11万人の幅で常に発生しています。人口２億１０００万人のブラジルの感染者が世界3位となり、死者数がインドも上回る世界2位となった背景には、この間のボルソナーロ政権の感染症対策も影響していると論じられています。

累積感染者数が5番目に多いロシアでは9月半ば現在の累積感染者が７２９万人以上、死者は19万人以上と報告されています。第１波は２０２０年4月中旬に始まり、5月半ばに1日の新規感染者1万人程度のピークが認められる波が8月末まで緩い下降カーブを描いていました。９月上旬からの第2波は12月中旬の約3万人をピークとして、２０２１年3月末まで続く緩いながらも大きな波となり、その後は1日の新規感染者1万人程度の長い期間が続いていましたが、６月中旬より第３波と見なされる１日の新規感染者２万５０００人程度の感染拡大が認められています。

欧州においても第４波から第５波の流行が認められており、英国は７４６万人以上で世界4位、フランスは695万人以上で世界6位、スペインは493万人以上で世界11位、イタリアは463万人以上で世界12位、ドイツは415万人以上で世界14位の累積感染者数に達しており、各国とも8万5000〜13万5000人の死者が記録されています。

国別の感染率と死亡率

前掲の表1は累積感染者数が2000万人を超えた21か国と日本、韓国および中国について、人口から感染率を算出したものです。

全世界の感染率平均は2・93%であるのに比して、米国は13・03%、アルゼンチン11・60%、英国10・99%、フランス10・66%、スペイン10・56%、ブラジル10・00%など国民の1割を超える感染者を記録している国があり、コロンビアなどでもまもなく10%に達すると予測されます。

一方、インドやロシア、インドネシア、メキシコなど、累積感染者数は多いながら人口が多いために感染率は低くなっている国があります。中国については実際の感染者数の10分の1以下の把握率であると推測されており、その実態は明らかにされていません。

累積感染者中の死者の比率をみると、世界全体の2・05%に比してペルーの9・18%、メキシコの7・61%という例外的に高率な国もありますが、トルコのように1%以下の国もあるので、今回の新型コロナは、2002年のSARSや2012年のMERSおよび2018年のエボラ出血熱のような高い死亡率を示す感染症に対するのと同様な警戒感が持たれておらず、その油断が感染拡大を引き起こしている原因の1つとも言われています。

日本における流行の波

日本では、2020年5月25日に「第1回緊急事態宣言」が解除され、6月末までは新規感染者の発生もなく鎮静化していましたが、6月30日に138人の新規感染が認められたのが切っ掛けとなり、8月7日の1600人をピークとする緩やかな第2波の流行が続きました。75頁の図1に示すようにその波は10月4日の400名を底辺として再び上昇に転じ、11月中旬には2500人を超え、12月31日には4500人を超えました。

新型コロナの第3波の流行下に迎えた2021年は、1月7日に7600人を超える新規感染者が認められ、1都3県に「第2回緊急事態宣言」を発令することとなりました。1月13日には宣言の対象地域は11都府県に拡大されましたが、2月28日に6府県で解除され、3月21日に残る1都3県も解除された時点での新規感染者は全国で600～1500人程度に落ち着いておりました。

その間に、政府では感染拡大を阻止するために「新型インフルエンザ等対策特別措置法」とその施行令や「感染症の予防及び感染症の患者に対する医療に関する法律」（通称「感染症法」）の改正（2月3日）を行い、「新型コロナウイルス感染症対策の基本方針」を改訂（3月28日）して効果的な対応策を講じることを試みました。

しかしながら、繁華街の人出や通勤時の混雑が予期するほどには減少しておらず、新規感染者数の減少は緩徐であり、医療施設の診療態勢の改善は実現していませんでした。特に、中等症や重症の患者が医療機関に無理なく受け入れられる体制の整備が強く求められていました。

そして、4月になると新規感染者数が再び増加し始めました。その流行株の50〜85％は、WHOが2月25日に「注目すべき変異株」／「懸念される変異株」と定義して各国に対して注意を呼び掛けたN501Y変異を有しており、感染力が従来株の1・4倍ほど高い英国由来のアルファ株でした。

N501Y変異とはウイルスのたんぱく質の501番目のアミノ酸がアスパラギン（N）からチロシン（Y）に変わり、ウイルスがヒトの細胞と結合しやすくなった変異のことを言います。

4月21日には新規感染者が5000人を超え、増加傾向が顕著になったため、25日に4都府県に「第3回緊急事態宣言」が発令されました。この第4波と呼ばれる感染拡大は全

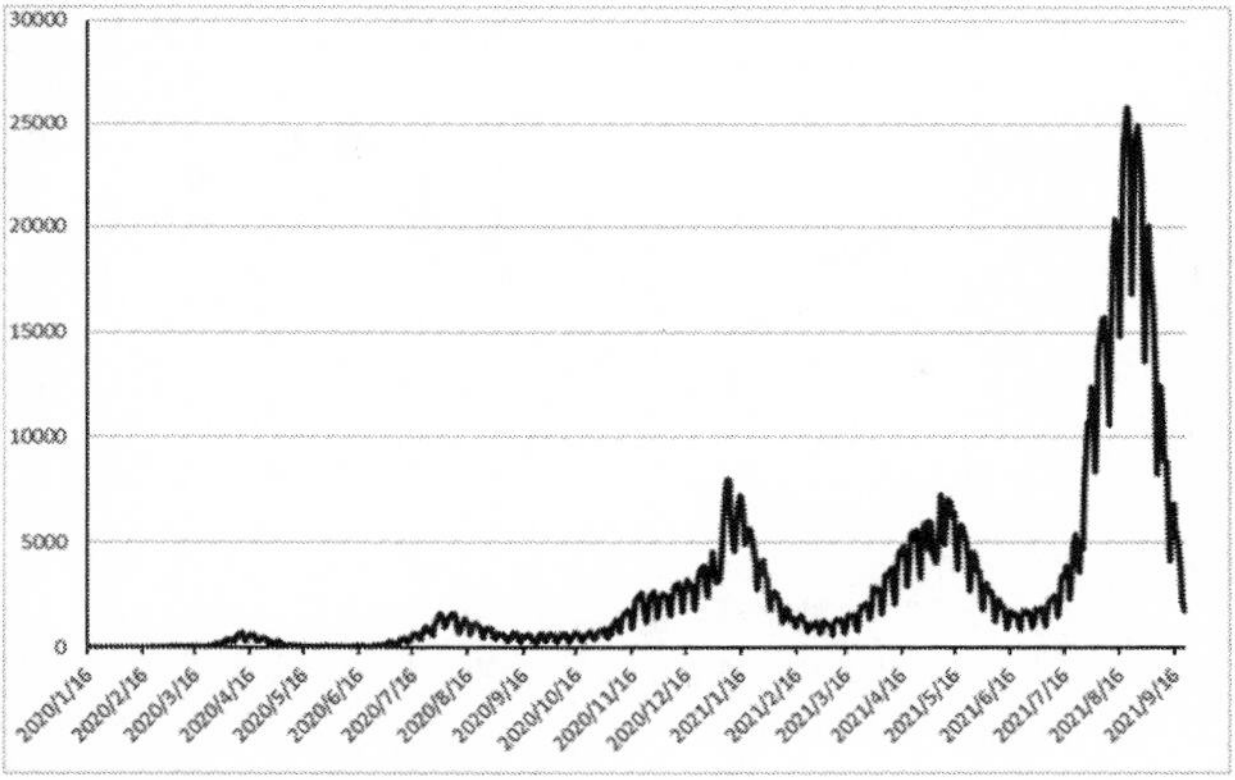

図1　国内の新型コロナ新規感染者数の推移
（出典：https://www3.nhk.or.jp/news/special/coronavirus/data-widget/#mokuji0 国内の感染者数）

国に及び、宣言は5月12日に6都府県、16日には9都府県、23日には10都府県に拡大され、6月21日に沖縄県を除く9都府県で解除されるまで続きました。

緊急事態宣言下の東京オリンピック

その間の6月11日には1日の新規感染者が2000人を下回り、その状態が7月6日まで継続したことから、予定を1年間繰り下げていた東京2020オリンピックを無観客ながら7月24日から開催することが決定されました。当然のことながら、海外からの選手・役員・報道関係者などの入国に関しては検査や滞在中の行動について詳細な条件が設けられ、厳しい監視が行われました。

ところが、予測に反して、7月7日より新

規感染者が急速に増加し始めたため、11日に東京都に「第4回緊急事態宣言」が発令されました。オリンピックの競技が始まった25日に新規感染者は5000人を超え、28日には過去最高であった1月8日の7957人を一挙に超える9571人を記録し、29日にはついに1万人を超えてしまいました。

この第5波の感染の波は、7月31日には1万2000人を超え、8月4日には1万4000人、5日には1万5000人を超える急速な拡大の様相を見せたため、どこまで拡大するか予測が難しい状況になっていました。そのため、8月2日には「緊急事態宣言」の対象地域が東京都に隣接する3県と大阪府に拡大され、同日に北海道と京都府および石川・兵庫・福岡の3県に「まん延防止等重点措置」が発令されましたが、さらに8日以後は新たに8県が重点措置の対象区域に含まれることが通知されました。

この第5波の急激な感染拡大は8月20日に、1日の新規感染者が2万5868人という最大ピークに達しました。同日に京都府と茨城・栃木・群馬・静岡・兵庫・福岡の6県にも「緊急事態宣言」が拡大され、1都2府10県において緊急事態措置が実施されることとなりました。さらに、8月27日には北海道と宮城・岐阜・愛知・三重・滋賀・岡山・広島の7県にも拡大され、実施区域は1都1道2府17県という広域に及びました。

日本における新型コロナの第1波から第5波の推移を図2に示しましたが、猛威を振るっている第5波も9月に入ると急速に鎮静化の傾向が認められ、9月6日には1万人を下回り、20日には1日の新規感染者数が3582人という、第3波または第4波のピークを下回る状況まで下降してきました。

第5波の新規感染者の急激な増加と急激な下降の様子には、国外からも大きな関心が寄せられていますが、感染力の強いデルタ株が主要な流行株となったことと、夏のバカンスの人々の移動と、東京オリンピック開催に伴う人々の交流が複合的な要因となり、結果的には密閉・密集・密接の「3密」の回避が疎かになったことにより、異常とも言えるような多数の新規感染者が発生する日が続いたと考えられています。そして、そのような異常事態を懸念する国民の自粛により、ようやく新規感染が抑制されるようになり、鎮静化の傾向に至ったと思われます。しかし、9月20日現在、新規感染者はまだ2000人を超えており、「緊急事態宣言」は東京や大阪など19都道府県で9月30日まで継続されています。「緊急事態宣言」が繰り返し発令されることで、国民一般に緊急事態に対する警戒感が薄れ、不要不急の人の流れを抑制し難くなっているとも言えます。それに加えて、新型コロナウイルス自体が、従来株の2倍の感染力を有すると言われるデルタ変異株に交代していることにより、日本の累積感染者は8月6日に、ついに100万人の大台を超えました。そして、9月20日現在では167万人を超えており、死亡者の累計は1万7200人に達しています。医療機関の切迫具合を示す重症者の数は1400人を超えており、予断は許されない状況が続いています。

新型コロナと後遺症

新型コロナの第5波の特徴は30代以下の若年層の新規感染者が7割を占めており、そのうちの一定比率で重症化が認められることです。ワクチン接種対象者が医療従事者などに限定されていた第3波までは、重症化する症例は高齢者が絶対的に多く、若年者は重症化し難いように考えられていました。しかし、高齢者のワクチン接種が普及することに伴い、高齢者の新規感染率が下降すると共に重症化する頻度も低下しました。当然のことながら、新規感染者中の若年者の比率が上昇すると共に重症化が一定比率で起きるために、若年層の重症化が増加しています。

新型コロナはいったん症状が落ち着いて回復すれば、あとは普通の生活に戻れるという病気ではないことが分かってきています。つまり、後遺症を訴える患者が極めて多いのです。第4章で詳述しますが、後遺症は多様な症状を示し、長引き、若年層に特に多く見られます。

これは、新型コロナに対する免疫反応の異常な亢進によるものと考えられており、高齢者よりも若年者の方が免疫応答が強いためであると説明されています。

この後遺症の問題を含め、あらゆる世代にとって、新型コロナとの戦いの道のりは、なお長く続くと予想されています。マスク着用や「3密」の回避などの感染予防対策の励行が求められており、若年層もワクチンの職場接種や「予約なし」でのワクチン接種の機会が増えているので、社会全体で新型コロナの感染拡大に対する防御に努めることが啓発されています。

2　新型コロナ治療薬とワクチンの開発

有効な治療薬の探索研究

新型コロナが1年8か月を超える長期間にわたって全世界に蔓延し、沈静化の様相を示さない原因として、その感染力の強さと、感染初期に使用可能な有効な治療薬がなかったことが挙げられます。新型コロナは痘瘡《とうそう》や各種の出血熱のように、高熱などの激しい症状を呈して短時間のうちに死亡に至る劇症型の感染症ではありませんが、症状が進むと重篤な呼吸器不全や血栓症を起こして死亡する病気であり、第4章で詳述しますが、回復後に長期間にわたって著しい倦怠感、脱毛症、循環器障害、記憶力低下、嗅覚・味覚障害などの多様な後遺症に悩まされる症例も多数報告されている厄介な感染症です。感染初期に有効な治療法の確立が求められています。

新型コロナが問題になると同時に、中国において治療薬の探索研究が始まりました。まず、病原体であるウイルスが単離され、そのウイルスを試験管の中で増殖させる実験系が確立されました。その実験系を用いて安全に探索研究を行う体制を構築することが必須でしたので、新型コロナの原発国である中国が治療薬探索の先陣を切ったのは当然のことでした。

一般の抗ウイルス薬の探索研究と同様に、さまざまな疾患に用いられている既存の医薬品や既知の有機化合物のライブラリー、各種の生薬や微生物の培養液などを探索源として旺盛な探索研究が繰り広げられました。そして、最初に有効であるとされたのは、日本で新型インフルエンザ治療薬として開発され承認を受けている「ファビピラビル（商品名アビガン）」でした。その「ファビピラビル」が中国では既に国内製造されていたので、2020年2月15日に中国の国家食品薬品監督管理局により新型コロナの治療薬として、世界で最初に承認されました。

また、既存の抗マラリア薬である「ヒドロキシクロロキン」とエボラ出血熱の治療薬として開発中の「レムデシビル」の2つの薬剤が、サルの腎臓由来のベロ細胞に新型コロナウイルスを感染させる実験において有効性が示され、臨床試験が開始されました。

米国の「緊急使用許可制度」

一方、米国においては、2020年2月4日に新型コロナの国内発生を国家安全保障に関わる緊急事態であると決定した後、その対応の一環として3月27日に新型コロナの診断・予防・治療に用いる診断薬・ワクチン・治療薬等の「緊急使用許可（EUA）制度」[17]の運用を始めました。同制度の実施は医薬品規制当局である米食品医薬品局（FDA）が管轄しており、83頁の表2に緊急使用許可が与えられた医薬品とワクチンを示します。

許可の第1号となった抗マラリア薬である「クロロキン」と「ヒドロキシクロロキン」は、期待されるほどの効果がないことと、心機能障害の副作用への懸念の2つの理由により、許可を受けたわずか2か月半後の6月16日に許可が取り消されることとなってしまい、FDAとしては信頼性失墜に繋がる痛みを伴う失策となりました。

米国NIHおよび米国感染症学会（IDSA）はヒドロキシクロロキンと気管支炎や肺

炎の治療薬「アジスロマイシン」の併用による新型コロナの治療成績は不十分であるとして、ガイドラインにおいて、その臨床使用に対して強く反対しています。また、WHO加盟の30か国の500病院を連携して行った1万2000人の患者における治験（ソリダリティ・トライアル）の成績に基づいて、「ヒドロキシクロロキン」の有効性は認められないとしています。

日本では、「新型コロナウイルス感染症診療の手引き」(18)においてヒドロキシクロロキンは使用すべきではない薬剤としており、WHOのガイドラインに準じる姿勢を保っています。しかしながら、ブラジル、インド、バングラデシュなどの国々ではヒドロキシクロロキンを新型コロナに対する標準療法のプロトコルに含めており、それなりの有効性が主張されているので、全く効果がないとは言えないのかもしれません。

FDAとWHOで判断の相違も

第2号のレムデシビル（ベクルリー）は5月1日に許可を受けましたが、「緊急使用許可」は国家の緊急事態対応体制が解除されると共に消滅しますので、開発を行ったギリアド社は追加の臨床試験から得た成績をFDAに提出して、10月22日に通常の医薬品承認制度に基づく承認を取得しました。ところが、この「レムデシビル」の新型コロナ治療への

許可年月日	医薬品・ワクチン名	備考（製品等）
2020/03/28	クロロキン／ヒドロキシクロロキン	2020/06/16 取り消し
2020/05/01	レムデシビル	ベクルリー（ギリアド社） 2020/10/22 正式承認
2020/08/23	新型コロナ回復期患者血漿	米国保健省
2020/11/19	バリシチニブ	オルミエント（イーライリリー）
2020/11/21	カシリビマブ＋イムデビマブ	リジェン・コブ（リジェネロン）
2020/12/11	ファイザー 新型コロナワクチン	コミルナティ（ファイザー／ビオンテック）
2020/12/18	モデルナ 新型コロナワクチン	（モデルナ）
2021/02/09	バムラニビマブ＋エトセビマブ	銘柄名なし（イーライリリー）
2021/02/27	ヤンセン 新型コロナワクチン	（ヤンセン）
2021/05/26	ソトロビマブ	ゼビュディ（グラクソスミスクライン）
2021/06/24	トシリズマブ	アクテムラ（ジェネンテック）

表2　米国における緊急使用許可（EUA）医薬品リスト
（出典：米食品医薬品局［FDA］）

使用に関して、WHOは11月20日に出したガイドラインで、条件付きの反対を表明しており、FDAの判断と齟齬《そご》が生じています。日本政府は、FDAが許可を与えた4日後にレムデシビルを「特例承認」しており、同じ臨床成績に基づく判断がWHOとFDAの間で相違することに困惑していましたが、新型コロナに使える治療薬が他にないという状況の中、この件に関してはWHOのガイドラインには従わないこととしています。

FDAにより11月19日に緊急使用許可を受けた「バリシチニブ（オルミエント）」は、炎症や免疫機能におけるシグナル伝達に関与する酵素の阻害剤です。日本においても経口剤が関節リウマチおよびアトピー性皮膚炎の治療薬として承認されており、2021年4月23日に新型コロナウイルスによる肺炎（酸素吸入を要する患者に限る）への適応追加が承認されました。その対象患者は、酸素吸入・人工呼吸管理または体外式膜型人工肺（ECMO）導入を必要とする入院患者であり、レムデシビルとの併用に限定されています。

デキサメタゾンをめぐるルール逸脱

WHOは2020年9月2日に重症の新型コロナ患者へのステロイド剤の全身投与を強く推奨するという指針を出しました。日本では、ステロイド系抗炎症薬「デキサメタゾン」の投与について、英国で行われた大規模無作為オープン試験の成績に基づいてWHOに先立ち、7月17日に改訂された第2・2版の「新型コロナウイルス感染症診療の手引き」第4章の薬物療法の記載の中で「日本国内で承認されている医薬品」としてレムデシビルと並記する形式で使用を承認した形としており、適応外使用とは区別しています。

しかしながら、国内で販売されているデキサメタゾン製剤のいずれにも、その添付文書の適応欄に「新型コロナウイルス感染症」の記載はありません。その適応は、既に承認されている「重症感染症（化学療法と併用する）」という適応症の記述中に含まれると見なされるため、特別な記載は追加されていないようです。しかし、医療現場で薬剤検索を行う場合にはヒットせず、選択から漏れる恐れがあります。せめて、従来の適応症の記載の中に括弧付けで「(重症新型コロナウイルス感染症を含む)」という注記が加えられていれば、検索漏れは防げると思われます。

一方、デキサメタゾンの新型コロナ治療への適応は、レムデシビルのような「特例承認」の形式ではなく、通常の適応症の追加承認(適応拡大)でもなく、「厚生労働行政推進調査事業費補助金」による「診療の手引き検討委員会・作成班」が作成した手引書の改訂版の中の記載だけになっています。この記載だけをもって新型コロナ治療への使用が承認されているとすることは、承認のための手続きや審議会による審査を重視してきた従来の厚生労働行政のルールから大幅に逸脱しています。新たな疾患への既存薬の適応拡大であり、審議会審査を経た正式な承認事項として関係諸方面に通知する必要がありました。

このデキサメタゾンの新型コロナへの使用に関して、米国NIHの2020年8月27日のガイドラインでは、呼吸管理を必要とする患者への投与を推奨しており、酸素供給が不要な軽症患者への投与には反対しています。なお、デキサメタゾンが使用できない場合には、「メチルプレドニゾロン」などの他のステロイド剤の使用を推奨しています。

一方、FDAは新型コロナに対するステロイド剤の投与に関しては、緊急使用許可などの特別な許可や承認適応の拡大を行っていません。その理由はデキサメタゾン等のステロイド剤は、多数の後発品を含めて既に多くの銘柄が市販されており、一般に広く臨床使用されているので、通常の適応外使用と見なすこととして、推奨も反対もしないという姿勢を保っています。

抗体カクテル療法

ＦＤＡにより２０２０年11月21日に緊急使用許可を受けた「カシリビマブ」および「イムデビマブ」は、新型コロナウイルスのスパイクたんぱくの個別の部位に結合する2種類のモノクローナル抗体であり、この2つを混合して静脈注射投与することにより「抗体カクテル療法」と呼ばれる治療法が行われます。モノクローナル抗体とは、単一の抗体産生細胞由来のクローンから調製する抗体であり、多種の抗体分子の混合物である通常の抗体と区別されます。

それに先立って、11月9日に単剤で新型コロナ新治療薬として緊急使用許可を受けたやはりモノクローナル抗体である「バムラニビマブ」は、追加試験から得た試験成績を提出して、２０２１年2月9日に新規開発のモノクローナル抗体「エトセビマブ」と混合して投与する抗体カクテル療法を行うことが許可されています。ただし、この抗体カクテル療法は、高流量の酸素供給や人工呼吸を必要とする入院患者においては症状の悪化を招く恐れがあるので、対象は重症化の恐れがありながらも、酸素投与を必要としないウイルス検査陽性患者に限定されています。

日本において、カシリビマブおよびイムデビマブを混合する静注投与剤は２０２１年７月19日に、軽症者に対する重症化の予防法として特例承認されました。製造量に限界があり、全世界向けの総供給量が限られていることから、日本への流通量も制限されているとの理由で、当分の間は製造販売業者から提供を受けて厚生労働省が国内の特定病院に配分を行うことになっています。

本来は在宅療養患者が対象となるはずですが、当分の間は入院患者にのみ投与されることとなっているのは、点滴静注投与後の患者を24時間は監視下において、異常状態の発生に備える目的によるものです。この抗体カクテル療法は発症７日以内の軽症患者に投与することにより重症化を回避することが目的とされていますが、現在の国内の軽症患者のほとんどが在宅療養であり、重症化しない限りは入院が不可能な状態であるので、特例承認はされたものの、その実用が疑問視されていました。

ところが、厚生労働省の発表によると、８月21日までに全国のおよそ５８００人余りの軽症患者に投与されたとのことであり、医療機関によっては専用の個室を設けて外来患者に1時間の点滴静注投与を行い、投与後の健康観察のために、患者に2時間ほど待機してもらうという対応により、1日に数症例の治療を行っている実例も報告されています。

症状の分類からすると、自宅療養または宿泊療養中の高齢者や糖尿病・慢性腎障害などの重症化リスクを有する軽症患者が対象となりますが、20～30分程度の時間を掛けて点滴静注を行うことになるので、今後、宿泊療養患者など、病院外で使用されることになると、従来とは異なる軽症患者の管理方法が必要になります。

FDAにより2021年5月26日に緊急使用許可を受けた「ソトロビマブ（ゼビュディ）」は新型コロナウイルスのスパイクたんぱくに結合して、抗体依存型の細胞毒性と貪食作用の2つの作用により治療効果を示しますが、問題が深刻化している変異株感染症例に対しても有効性が期待されています。日本国内では3月から第1相試験が実施されており、国外で行われた治験データに基づいて、9月27日に特例承認されました。

FDAにより2021年6月24日に緊急使用許可を受けた「トシリズマブ（アクテムラ）」は、炎症性サイトカインであるインターロイキン-6の受容体に対するモノクローナル抗体であり、既に関節リウマチの治療薬として承認されていました。新型コロナ治療において対象となるのは呼吸管理を必要とし、ステロイド系抗炎症薬が投与されている中等症以上の入院患者に限定されています。

ＷＨＯは、７月６日に重症患者に対するトシリズマブの使用を強く推奨するというガイドラインを出しました。

日本では、既に関節リウマチ治療薬として承認されていることもあり、早くから新型コロナの治療薬として期待されていましたが、国外で行われた第３相試験において主要評価項目での改善が達成されていないとの判断であり、今後の他剤との併用試験の成績等を勘案することが伝えられています。

いずれも非常に高額な新薬

米国で緊急使用許可を取得している薬剤の価格を概観するとレムデシビルは５回投与で３１２０米ドル、バリシチニブは14回投与で２１００米ドル、カシリビマブおよびイムデビマブは８５０米ドル（インドでの価格）、バムラニビマブおよびエトセビマブは２１００米ドル、ソトロビマブは２４００米ドル、トシリズマブは３４００米ドルです。いずれも著しく高額な薬剤となっており、入院治療が必要な患者の比率が５％であったとしても、新型コロナ治療への対応に費やす国家的な医療費の膨大さが分かります。また、国民皆保険が整備されていない途上国の国民には手が届きにくい価格となっています。

また、これらの緊急使用許可を得た医薬品の中には、許可が取り消されたヒドロキシクロロキン以外には、現在の新型コロナパンデミック状況の中で、最も数が多く自宅療養または宿泊療養中である軽症患者に投与できる経口治療薬は含まれていません。感染が確認された後の、短時間の軽症のうちに経口薬の投与によって重症化を防ぐことが、最も有効なパンデミック対応策となりますが、その治療薬がない状況であり、軽症患者に早い時期に投与することができる、廉価な経口治療薬が求められています。

既存の医薬品の再利用

既存の医薬品を承認適応以外の疾患の治療に再利用することを「リパーパス」と表現しています。新型コロナに関しては前述の抗マラリア薬ヒドロキシクロロキンや関節リウマチの治療薬のトシリズマブおよびバリシチニブ（アトピー性皮膚炎も適応症）は適応拡大が行われたので、これらは「リパーパス医薬品」（repurposed medication）に該当します。しかし、レムデシビルは当初の開発対象であったエボラ出血熱への適応は未承認でしたので該当せず、ステロイド系抗炎症薬デキサメタゾンは既に承認されている適応症に含まれると見なされるため、これも該当しません。

既存の医薬品であれば、既にその物理化学（薬剤学）的な性質や、人に投与した時の体内での吸収・分布・代謝・排泄という薬理学的性質、副作用や配合禁忌などの安全性に関する情報が得られていますので、新たな疾患に対する有効性が確認されれば、短時間のうちに治療薬として承認することが可能です。それゆえ、今般の新型コロナパンデミックに対しては、世界中で既存医薬品の再利用が検討されました。

上述したファビピラビル（アビガン）のほかに、抗エイズ薬の「ロピナビル／リトナビル配合剤（カレトラ）」、急性膵炎治療薬の「ナファモスタット注射剤（フサン）」の吸入治療、類似薬「カモスタット（フオイパン）」の経口錠、胃潰瘍治療薬の「ファモチジン」、糖尿病薬の「メトホルミン」、うつ病治療薬の「フルボキサミン」、気管支喘息治療用のステロイド剤「シクレソニド吸入剤（オルベスコ）」および「フルチカゾン吸入剤（フルタイド）」、抗菌性抗生物質「アジスロマイシン」および「ドキシサイクリン」、多発性硬化症治療薬の「インターフェロン・ベータ」など、実に多種多様な既存の医薬品が検討されてきました。しかし、安全性や有効性の観点から臨床試験が中止されたものが多く、試験結果が不十分であるため試験を継続しているものがあります。

臨床試験を行うには、試験の目的と遂行方法が倫理的であるかを審査する機関の承認を得てから、試験に参加する患者を募集しますが、製薬企業が自社の新規医薬品について、市販後の利益を目的として行う企業主導型の臨床試験は一般的に大規模です。得られるデータを漏らさず集積するような完璧な治験計画（プロトコル）を組み、外部の臨床試験請負会社等も活用して、長い期間をかけて段階的な検討が慎重に進められます。

それゆえ、得られる試験成績は十分なエビデンスを含み、不適切なバイアスが掛からない理想的なものとなり、試験成績の論文公表も専門の部局が作成して専門雑誌に掲載されることが多く、FDAなどの規制当局による審査に十分に応えられるものとなります。それでも、時としてデータの不足や、データ解析の不備を指摘されて、試験を追加する事態も起きています。

それに比して、「リパーパス医薬品」の活用を目的として大学病院や公立機関が行う医師主導型の臨床試験は、利益を追求するものではなく、実際の臨床現場における患者の苦痛を和らげ早期の治癒が得られることを目的とするものです。試験管内実験や動物実験の結果に基づき、入手可能な既存薬を用いて、限定された対象患者において集積が可能なデータを限られたスタッフが集約し、患者に真に役立つ、有意義な試験結果を得ることを目指します。

しかしながら、そのような臨床試験は、資金が乏しく人手が十分ではないために、規模は小さく、限られたデータしか集積することができず、短期間に限定した検討しか行うことができません。試験成績の公表に際しても、必ずしも専門ではないスタッフが集計・解析を行って論文を著述し、専門雑誌に投稿するまでにプレプリント（査読前論文）として公表して、寄せられる意見に対応して論文の推敲を重ねることになります。そして、それらの成績を集約して既存医薬品の「リパーパス活用」の途を規制当局に求めるのですが、残念ながら、ほとんど適応拡大の申請は棄却されています。

治験登録サイトと情報収集

医薬品の臨床試験が倫理的に行われることを目的として、米国では官報に告示されている規定に従って、米国立医学図書館が運営する治験登録サイトが設けられています。クリニカルトライアルズ・ドットガブ（ClinicalTrials.gov）という名のこのサイトには、米国をはじめ200か国以上から38万件以上の臨床試験が登録されており、新型コロナに関する試験は6300件以上の登録があります。登録に際しては試験目的や対象患者の条件、試験内容や患者の割り付け方法、試験期間や試験成績の評価方法などについて条件を満たしているかの審査が行われ、試験進行中の変更事項は全てアップデートされ、得られた試験成績を速報するページも設定されていますので、世界で最も信頼されている治験登録サイトとなっています。それ以外にも、日本、中国、インド、イラン、ブラジル、ペルー、オーストラリア、ニュージーランド、アフリカ諸国連合、欧州医薬品庁（EMA）などの各国・地域も医薬品臨床試験の登録サイトを設けており、WHOはそれらの全世界の臨床試験登録をまとめて掲載するサイトを設けています。

新型コロナの治療薬に関する臨床試験の世界的な状況を知るには、登録されている臨床試験の動向をリアルタイムで把握すると共に、登録されていない臨床試験の情報をＷＥＢ上の検索サイトを通じて収集する必要がありますが、パンデミックに関する世界の関心は高く、発信される情報が多いので、比較的容易に多数の情報を収集することが可能な状況にあります。

前代未聞のイベルメクチン試験の数

筆者らは、新型コロナに対する「リパーパス医薬品」の1つとして南米や南アジアで医師主導型の臨床試験が行われているイベルメクチンの世界的な臨床試験の状況を調査しました。

それらのサイトを検索すると、イベルメクチンについては、前代未聞と言えるような極めて多数の臨床試験が、急速で広範に世界的な規模で進められてきました。次章で概説しますが、その試験結果に対して賛否両論が激しく交わされており、いまだに混沌としています。イベルメクチンは、前章で書いたように動物用医薬品の探索研究において発見され、当初は牛や羊などの経済動物の生産性向上に役立つと共に馬や犬などの伴侶動物の健康維持に応用されていましたが、ヒトの熱帯の風土病であるオンコセルカ症やリンパ性フィラリア症を抑制する特効薬として活用されるようになりました。最近では温帯地方の腸管糞線虫症や、医療介護施設に蔓延する疥癬の有効な治療薬として繁用されています。

イベルメクチンは大きな環状ラクトンを基本構造とするマクロライド系化合物であることから、極めて広範な作用を有することが認められている医薬品であり、既に各種ウイルスに対する作用の研究成果が報告されていますので、新型コロナに対する臨床効果の論議はまったく意外なことではありません。

イベルメクチンの抗ウイルス作用

イベルメクチンの抗ウイルス作用については、本書の編著者である大村智が２０１５年のノーベル生理学・医学賞受賞の折の受賞講演記録の中に記述しているように、オーストラリアのモナシュ大学生化学・分子生物学部のワグスタッフ博士らが２０１２年４月の段階で、「バイオケミカル・ジャーナル」誌に、イベルメクチンはＲＮＡウイルスであるＨＩＶやデング熱ウイルスのインポーチンと呼ばれるたんぱく質を特異的に阻害して、ウイルス増殖を抑制することを試験管内実験の結果として報告[12]していました。ワグスタッフ博士らが、同じＲＮＡウイルスである新型コロナウイルスに対するイベルメクチンの増殖抑制効果を検討したことは当然のことであり、その試験管内の試験成績は2020年4月3日に抗ウイルス薬の専門誌である「アンチバイラル・リサーチ」誌にオンライン掲載されました。

イベルメクチンの新型コロナへの効果をめぐる論争は、この論文が最初のきっかけとなりました。この論文が発表された時期は、新型コロナがパンデミックであると判断された直後であり、世界中で治療薬を探し始めた時期だったので、既に感染者が増加し、イベルメクチンが一般薬局で容易に入手可能であった南米の諸国では、治療効果を確認する臨床試験が競うように始まりました。

動物用イベルメクチン製剤の誤飲・乱用

世界の新型コロナの累計感染者が、2020年4月16日には200万人を超えてパンデミック状態が深刻さを増してきたという状況下で、南米諸国では一般薬局で処方箋がなくてもヒト用のイベルメクチン製剤を購入することが可能であり、その価格も3ミリグラム錠の1錠が1米ドル以下だったことで、医師による処方や人々による自主的な服用が広がっていきました。

一方、南米諸国では一部で動物用のイベルメクチンの不法使用や乱用も起こりました。

闇市場では動物用の製剤が堂々と取引されたと伝えられています。犬用などならば誤飲・乱用しても少量で済むと思われますが、牛用の注射剤を人間が飲んだりすれば、臨床適応量の8倍まで飲んでも安全とされているイベルメクチンであっても危険なものになります。

そのため、米国FDAでは動物用製剤を服用する危険性に関して「あなたは馬ではない。あなたは牛ではない」という言葉まで使ってイベルメクチンの服用に関する警告を出すに至りました。

次章で詳しく述べますが、動物用製剤を服用するという危険で乱暴きわまりない行為は、巨大メディアや規制当局などがイベルメクチンをヒトの新型コロナ治療に適応拡大することを批判する上で、「動物薬が新型コロナに効くはずがない」とか、「イベルメクチンの服用は危険である」というような虚偽のキャンペーンを発出する口実を与えることとなっており、厳に慎まなければならないことです。

イベルメクチンの臨床試験

北里大学では、新型コロナ治療薬の早期の発見を目指して、全学的な「新型コロナウイルス感染症対策北里プロジェクト」を2020年3月19日に設立し、治療薬の探索研究に着手していました。その直後にワグスタッフ博士らの論文が発表されたことを受けてイベルメクチンを研究課題の1つとして取り上げました。

南米で新型コロナに対するイベルメクチンの複数の臨床試験が開始されたというニュースが届き、それらの動向に注目していた最中の6月9日に、米国フロリダ州の医療機関から、イベルメクチンが新型コロナによる死亡率を著しく低下させたという査読前論文が発表され、それを契機として世界中で臨床試験が開始されました。同論文は後に査読を経て、呼吸器領域で権威ある雑誌「チェスト」誌に掲載[19]されました。

2020年7月末までに治験登録サイトに登録された試験だけで35件に達し、その内訳はエジプト9件、ブラジル4件、アルゼンチン、メキシコ、米国が各3件、バングラデシュ、パキスタンが各2件などとなっていましたが、そのうちの31件までが大学病院又は医療機関による医師主導型の臨床試験であり、残る4件も小規模なベンチャー企業による臨床試験となっていました。

イベルメクチンの臨床試験に取り組み始めた開発途上国においては、貧困層の患者を多数抱えており、米国で緊急使用が許可されたレムデシビルのような高価な治療薬は国家としても十分量を購入することが不可能であり、購入を希望しても、後述するワクチンと同様に、世界各国が競って購入予約を行っている状況下で供給の順番を待つ状況に置かれていました。

イベルメクチンのように、既存で廉価な医薬品のリパーパス活用は正に理想的な治療法であり、イベルメクチンがWHOのオンコセルカ症とリンパ性フィラリア症の撲滅プログラムで世界的に配布されていることと、必須医薬品リストに掲載されていることから、新型コロナに対する臨床試験に関してWHOの理解と支援を得ることを強く希望していました。WHOの設立目的と従来の活動業績から、誰もがWHOは強力に支援することと信じていました。ところが、後述するように、そのような期待は見事に裏切られ、WHOはいろいろな背景により、イベルメクチンによる新型コロナ治療に批判的な姿勢を保っています。

豊富な資金に基づく企業主導型の治験に比して、医師主導型治験のプロトコルを見ると、資金が少ないために試験の規模は小さく、対象患者のランダム化は行えていても、人手が不足していることを反映して完全な盲検化を行うことが困難になっている場合も多く見受けられます。

また、試験結果の判定においても、高価なPCR検査を複数回行うような方法は採用されておらず、酸素要求度変化や症状改善に至る日数の多少など費用が低く抑えられる方法で判定を行う傾向が強くなっています。製薬企業が行う新薬開発であれば、治験に掛かる費用は新薬の販売利益から回収することが可能であり、費用と人手が掛かる方法であっても積極的に採用することが可能ですが、医師主導型では経費の回収を望むことはできず、可能な限り廉価な方法で試験を遂行しなければなりません。

従来の抗感染症薬の臨床開発における企業主導型の大規模な治験成績を見慣れている目では、これらの医師主導型の試験成績は見劣りがして、バイアスが掛かっているように見受けられるかもしれません。しかし、試験に携わる医師たちはバイアスを避けることに腐心しており、被験薬の有効性と安全性を真剣に評価しようとしていることを理解する必要があります。むしろ、利益を目的とせずに、真摯に新型コロナ患者の治療と発症予防に努力していることを高く評価すべきでしょう。

病態別のガイドラインの必要性

しかしながら、ＷＨＯの「治療薬と新型コロナウイルス感染症」のガイドライン作成委員会では、それらの開発途上国で実施された臨床試験はランダム化された比較試験であっても規模が小さく、効果判定にバイアスが掛かっているという理由から、確実性の低い臨床試験であるとの判断に基づき、イベルメクチンの新型コロナウイルス感染症への臨床使用は、臨床試験以外では反対することをガイドラインに記述しています。この問題については次章で詳述します。

日本を含めて、WHOに加盟する国々の医薬品規制当局はWHOのガイドラインを尊重しますので、自国内でイベルメクチンの使用を推奨することを躊躇することになります。しかし、中南米やアフリカ、欧州でもポルトガルなど数か国においては新型コロナに対するイベルメクチンの適応を既に承認している国もあります。

新型コロナパンデミックは1年半に及ぶ長期間になりましたが、その感染症の顕著な特徴として、大きく分別すると、軽症で後遺症もなく経過する病態と、急激に悪化して重態に陥る病態とに二分されることが分かってきました。在宅療養または宿泊療養の対象となる前者と、入院して重厚な医療を受ける後者とは、対応する医師も異なり、患者管理と治療の方針・方法も全く異なるので、単一のガイドラインで規定することは不適切であり、2つの病態に対する別個のガイドラインを作成すべきであるとの意見が拡がっています。

リアル・ワールド・エビデンス

一方、米国においては、既に医薬品として承認を得ているイベルメクチンなどの既存薬を、医師が承認適応以外の疾患に対して使用した臨床的な手応えを「医療の現場で得られるエビデンス（リアル・ワールド・エビデンス、RWE）」と位置付け、医薬品規制当局がリアル・ワールド・エビデンスに基づいてリパーパス医薬品に新たな適応を承認するための方策を検討することを求める法律が２０１６年に制定されていました。「21世紀の医療に関する法律」（21st CENTURY CURES ACT）と名付けられたこの法律[20]が効率よく運用されていれば、新型コロナパンデミックへの対応としてリパーパス医薬品の早期導入により、現在のような新型コロナをめぐる悲劇は避けられた可能性がありましたが、この法律は米国の政権交代のために実行されず、その立法意義が最も如実に証明されるはずであったこのパンデミックへの対応に間に合いませんでした。

規制当局であるＦＤＡは、従来の企業主導型臨床試験から得られる大規模試験成績に基づくという旧態依然たる審査体制を固持しており、医師主導型臨床試験から得られるＲＷＥに基づく適応拡大には、証拠が不確実であるという理由から、極めて消極的な姿勢を保っています。

リパーパス医薬品の活用を「快く思わない人たち」は、既存の医薬品の従来の適応を誇張して、新たな適応に対して懐疑的な姿勢を示します。彼らはイベルメクチンの新型コロナに対する適応拡大に関しては、「動物薬」であり「抗寄生虫薬」であるイベルメクチンが「人類のウイルス感染症」に有効である訳がないという論調で疑問を呈しています。しかし、イベルメクチンのような微生物由来の有機化合物に、医薬品としての使用目的が定まっている訳ではなく、人間が都合の良い目的で使用しているという当たり前の事柄を、歪曲して主張することは、極めて非科学的な行為であると言わざるを得ません。

ワクチンの承認と臨床使用

感染症対策の原則は、予防が第一であり、予防に失敗して感染症が発症した場合に治療薬の出番になります。今般の新型コロナの感染拡大経路は飛沫感染・空気感染・接触感染ですから、密閉・密集・密着の「3密」を避けてウイルス病原体に触れないようにすること、マスクの装着によって物理的にウイルスの伝播を防止することや手洗い・手指消毒と接触面の払拭・消毒などが有効な予防手段になります。そして、人体に備わっている感染免疫力を発動させるためのワクチン接種が最大の防御策になります。

日本のワクチンには、法律に基づいて地方自治体が実施する「定期接種」と希望者が各自で受ける「任意接種」がありますが、新型コロナワクチンは、パンデミックに対応するために「定期接種」を規定する予防接種法の法改正により「臨時接種」に位置付けられており、接種は強制的ではないながらも接種を受ける「努力義務」が課せられています。それに伴い、出入国に関わる検疫法も改正されました。

このパンデミックに対して、ようやくワクチン普及による感染拡大の抑制が始まり、欧米先進国などでは新規感染者、死者ともに減少、近い将来に制御できる可能性が出てきています。

しかし、ワクチンの供給のスピードには限界があります。WHOは「コバックス」と呼ばれる仕組みで途上国用に一定数のワクチン確保に努めていますが、必要としている量が世界各国に行き渡り、全世界で新型コロナが制御可能となるまでには、なお相当な時間が必要であると予測されています。

2021年9月17日現在で、ワクチン接種を完了した人の国別の割合をNHKなどの報道で見ると、スペインで79・98％、カナダで75・21％、英国で71・15％、米国で62・77％など欧米先進国では比較的高い数字となっており、日本もようやく65・59％と欧米並みになっていますが、アジアではインドネシアで28・01％、フィリピンで16・63％など国民の3割以下にとどまっている国が多い状況です。必要としている世界の人々のほとんどがワクチン接種を終えるのは早くて2023年中とも言われています。

いまだに国産の新型コロナワクチンはなく、国外より輸入するファイザー製ワクチンは2021年2月14日、モデルナ製ワクチンとアストラゼネカ製ワクチンは5月21日に特例承認を受けて既に接種に供されています。ワクチンの主要生産国であるインドが、自国内の蔓延抑制に使用するため国外への供給を制限したため、世界各国でワクチンの確保競争が繰り広げられました。パンデミックに対して、自国の感染予防政策は国家安全保障上の問題であるという課題に直面しましたが、日本は前記の3社のワクチン合計で3億1400万回接種分（1人に2回接種するので1億5700万人分）を確保したと報じられており、総人口分は確保されています。

一方、米国で緊急使用許可されているジョンソン・エンド・ジョンソン製ワクチンは、5月24日に厚生労働省に特例承認の申請を行い、その決定を待っていますが、このワクチンは1回の接種で十分な抗体産生が期待できる特徴があります。

ワクチンの種類と作用

ワクチンの種類には、生きた病原体を弱毒化させた「弱毒生ワクチン」、病原体を化学処理して不活化したものを用いる「不活化ワクチン」、病原体から有効成分を抽出して用いる「成分ワクチン」がありますが、今回の新型コロナでは緊急性があったので、短期間で開発することが可能な「核酸ワクチン」と弱毒生ワクチンの一種と見なされる「ベクターワクチン」が急遽開発されました。

新型コロナに対する核酸ワクチンとは、「メッセンジャーワクチン」とも呼ばれている「RNAワクチン」であり、新型コロナウイルスが宿主細胞に吸着する際に働くスパイクたんぱくの遺伝情報（メッセンジャーRNA）を安定化させた製剤です。宿主細胞内で産生されたスパイクたんぱくは一度細胞外に放出されますが、すぐに免疫細胞に捕食・分解され、その分解物であるたんぱくの破片が人体の抗体産生機能に「敵」であると認識され、多量の抗体が産生されて免疫が成立します。そのような抗体産生機能が働くと、産生された抗体は時間とともに減少しますが、免疫細胞がスパイクたんぱくを「記憶」するので、新型コロナウイルスによる次の感染に備えることができます。

国内で「臨時接種」に用いられているファイザー製ワクチンやモデルナ製ワクチンは、このような働きをするワクチンであり、主剤であるメッセンジャーRNAを安定に保存するために超低温冷凍保存などが求められています。

一方、アストラゼネカ製ワクチンおよびジョンソン・エンド・ジョンソン製ワクチンはベクターワクチンであり、すでに他のワクチン製造に使用されている無害なウイルスを人体に感染させる運び屋（ベクター）として用いて、新型コロナウイルスのスパイクたんぱくの遺伝情報を投与する方法です。特例承認されたアストラゼネカ製ワクチンは、7月30日に公的な接種に利用（原則40歳未満には接種しない）されることになりました。

通常のワクチンの開発は、その有効性と安全性および獲得免疫力の持続性などの確認に数万人を対象とし数年間掛かる試験が必要であり、本来は今般の新型コロナのような急速なパンデミックに対応して短時日のうちに開発することが可能なものではありませんが、緊急時の対応として、安全性と有効性が確認されていない状況下に、それらの使用が許可・承認されました。

しかし、急ごしらえのワクチンの接種が一般的に行われて、世界各国の国民が新型コロナに対する免疫を獲得するまでには長い期間が必要です。また、獲得した免疫が長期間にわたって持続するとは限らず、3回目や4回目の接種が必要となる可能性が高く、既に出現している変異株ではワクチンの効果が低減していることが懸念されています。ワクチンによる予防に加えて、有効な新型コロナ治療薬の開発の必要性が唱えられています。

国外のイベルメクチン臨床試験の状況

筆者らは、イベルメクチンの新型コロナに対する世界の登録試験の内容を調査・解析して総説としてまとめることを企画して、2020年10月上旬に執筆に着手しました。

総説の構想が固まった10月末には、治験登録サイトに登録された試験は44件、WHOの登録サイトに登録の治験は31件に達していましたが、予定の症例数に達して試験が完了していたのは10件だけであり、結果が公表されていたのは7件のみであって全体の1割にも達していませんでした。

そのため、それらの公表データから結論を導くのは時期尚早と考えられました。また、調査・解析の対象としていた試験が登録機関に登録されているものに限られていましたので、上述した米国フロリダ州の医療機関からの論文のような登録されていない臨床試験の成績を収集する方法を考案する必要がありました。そのような時期に、イベルメクチンの抗原虫作用以外の多様な作用を解説した総説の著者であり北里大学客員教授のアンディ・クランプ博士から、ペルー国内でのイベルメクチンの大量配布と新型コロナ感染者数および死亡者数に関してコロンビアのEAFIT大学の研究者ファン・チャミー－クインテロ氏が解析した結果の草稿の査読者についての相談があり、南米におけるイベルメクチンの広域使用の実態を知ることができました。

次いで、イベルメクチンは新型コロナウイルスが起因する赤血球凝集反応を抑えることにより末梢の血栓形成を抑制するという仮説を提起している米国公衆衛生局のデービッド・シェイム博士からコンタクトがあり、米国内でイベルメクチンの新型コロナへの臨床適応を検討しているグループと連携を図ることが提案されました。私たちにとっては、まさに求めていた情報源を得ることが可能となりますので、その提案を受け入れて日米の連携が始まりました。

米国の「新型コロナ救命治療最前線同盟」

米国では、バージニア州東バージニア医学校のポール・マリック博士らの救急救命医学領域の医師10人が2020年4月5日に「新型コロナ救命治療最前線同盟」（Front Line COVID-19 Critical Care Alliance：FLCCC）を設立して、肺炎症状を呈する患者に「MATH+」と称するプロトコルによる治療を施行して好成績を挙げ始めました。FLCCCでは、フロリダ州の医療機関からの論文に記載のイベルメクチンの臨床試験成績が優れていることに注目して、世界各国で進められているイベルメクチンの臨床試験の経過を調査・解析した結果、感染早期の患者の外来管理と濃厚接触者の発症予防には、イベルメクチン単剤の投与が十分な効果を示すと判断したのです。

その判断に基づきFLCCCは2020年10月31日に、イベルメクチン単剤の単回経口投与と感染の拡大を防ぐ目的のマスク使用とを合わせて「I－MASK＋」と称する新たなプロトコルを構築したことを報告し、イベルメクチンが新型コロナパンデミックを世界的に解決する可能性があることを公表しました。

それと同時に、同連盟より筆者らに対して、日本におけるイベルメクチンの新型コロナに対する臨床試験について問い合わせがあり、北里大学が医師主導型の治験を9月16日に開始したことを回答したところ、今後、緊密な連携を保つことの要請があり情報交換が開始されました。

ＦＬＣＣＣ会長のピエール・コーリー博士は、12月8日に米国議会上院の国家安全保障・政府問題委員会に証人として召喚され、イベルメクチンの新型コロナ予防と治療に関する世界の試験成績を説明し、米国における早期の適応拡大を求めました。特に、米国ＮＩＨが定めた「新型コロナウイルス感染症治療ガイドライン」には、8月27日にイベルメクチンが収載されましたが、そのガイドラインとしての推奨レベルは否定的（against）であり、ＮＩＨの影響が及ぶ米国内では医師が自らの責任と判断で、状況に応じて患者の同意により「適応外使用」することができない状況であることを説明し、その状況を是正することを主張しました。

その是正を実現するために、コーリー博士とマリック博士は、ＷＨＯ傘下の組織ＵＮＩＴＡＩＤが行ったイベルメクチンの新型コロナに対する多数の臨床試験のメタ分析の責任者である英国のアンドリュー・ヒル博士を伴って、２０２１年1月6日にＮＩＨのガイドライン作成者パネルと協議を行いました。

その協議の結果、ＮＩＨの「新型コロナウイルス感染症治療ガイドライン」委員会は検討を重ね、わずか8日後の1月14日にガイドラインの改訂を公表しました。その改訂によると、従来の推奨が否定的であったことが改められ、その時点までに得られている臨床試験成績だけでは積極的な推奨も否定も行うには不確実な状況であるという中立的な内容となりました。

その改訂を受けて、FLCCCは翌15日に「今やイベルメクチンは、医師と処方者の治療の選択肢の一つとなった」という表題を付して、NIHのガイドラインにおけるイベルメクチンの取り扱いがアップグレードされたことを報道発表しました。その報道発表の目的は、それまでのガイドラインの下ではイベルメクチンの新型コロナへの適応外使用は難しい状況でしたが、改訂されたガイドラインの下では担当医師の判断に従って適応外使用が可能になったということを広報することでした。

実際にこれを機にイベルメクチンの新型コロナに対する臨床使用が急速に増え続けており、CDCの報告によると新型コロナパンデミック以前の2020年3月頃までの米国内の約4万9000店の調剤薬局におけるイベルメクチンの処方箋の数は、1週間に3600件程度であったものが、2021年1月8日までの1週間に3万9000件に急増し、最近の、8月13日までの1週間には8万8000件以上に増加しており、「イベルメクチン製剤」が品不足の状態になっているとのことです。

同じ週の新規感染者数が全米で約91万人でしたから、米国においては新型コロナの新規感染者のうちの9・7%までがイベルメクチンの処方を受けていることが分かり、その実態はかなり意外であって、いささか驚かされました。

また、FLCCCは、世界で行われているイベルメクチンの新型コロナに対する臨床試験の調査・解析の結果を要約して公表しています。その内容は適時アップデートされており、2021年1月11日の更新情報ではイベルメクチンの臨床効果を支持する根拠について、極めて明確・簡潔に世界の情勢が取りまとめられていますので、その一部を表3として提示します。

イベルメクチンの発症予防目的の8件と治療目的の19件の計27件の臨床試験に組み入れられた合計6612人の患者における成績に基づいて、イベルメクチンが新型コロナの発症を予防し、患者の回復を早め、入院の必要性と死亡率を減少させるとの結論を述べて、新型コロナに対するイベルメクチンの臨床使用を促しています。

「英国イベルメクチン推奨開発」グループ

米国におけるFLCCCの活動に呼応して、英国の医学統計を専門とするコンサルタント会社であり、WHOの医療データ解析のコンサルテーションを請け負っているエビデンス－ベースド・メディシン・コンサルタンシー社（EBMC社）を主宰するテレサ・ローリー博士が、FLCCCによる推奨事項を裏付ける目的で、収集された臨床試験成績の専門的なメタ分析を行いました。

▽新型コロナ予防における比較試験（8件の治験が完了）
　A、3件のランダム化比較試験
　　統計的に有意な大幅な伝播率の減少、計774患者
　B、5件の観察的比較試験
　　統計的に有意な大幅な伝播率の減少、計2055患者
▽新型コロナの初期及び入院患者の治療における比較試験（19件の治験が完了）
　A、5件のランダム化比較試験
　　回復に至るまで又は入院の期間の大幅で顕著な減少、計774患者
　B、1件のランダム化比較試験
　　悪化／入院必要の率の大幅で統計的に有意な減少、計363患者
　C、2件のランダム化比較試験
　　ウイルス量、嗅覚異常期間、咳又は回復時間の顕著な減少、合計85患者
　D、3件のランダム化比較試験
　　死亡率の大幅で顕著な減少、計695患者
　E、3件の観察的比較試験
　　大幅で統計的に有意な死亡率の減少、計1688患者
▽現在までの新型コロナにおけるイベルメクチンの臨床試験の数と患者数
　計6612患者における27比較試験が、良く一致した対照群を用いて完了している。

　2500患者以上における16治験が、プロスペクティブなランダム化比較試験である。

　27治験の中の11件（3900患者）が査読を受けて雑誌掲載され、残りは査読前論文である。

表3　新型コロナ救命治療最前線同盟（FLCCC）がイベルメクチンの効果を支持する根拠
（出典：FLCCC）

収集された27件の臨床試験の中の分析に耐えうる15件について、バイアスが低い6件と中等度の9件に分けて解析するなど詳細な検討に基づいて、死亡率、症状改善、症状悪化、回復に要した期間、PCR陰性化までの期間、入院期間、ICU入室又は人工呼吸器装着の必要性、重篤な副作用等について、メタ分析で使われるフォレストプロットと呼ばれるグラフを用いて報告を行っています。その報告では、副作用を除いて全ての解析においてイベルメクチン投与群が優れているとの結論が得られており、同じ試験成績を用いて評価を行った米国NIHのガイドライン作成委員会とは明らかに異なる結論となっていました。

ローリー博士と複数の大学の研究者たちは、このメタ分析の実施を契機として、新型コロナの診断と治療で著しく巨額になっている英国の医療費を抑制する目的も含めて「英国イベルメクチン推奨開発」(BIRD)と名付けた国際的な議論の場を設けました。2021年2月20日の第1回のWEB会議には、17か国から60人余りの医師・研究者が参加・署名する大きな活動グループになりました。

このBIRDでは、設立と同時にメンバー間の意見交換の場を設け、集約した意見に基づく97ページの意見書を2月26日にWHO、欧州医薬品庁(EMA)、英国保健省、米国FDAおよび米国NIHに提出し、イベルメクチンの新型コロナへの適応拡大と有効な利用を勧告しました。

その勧告の根拠は、2月18日までに入手できた21件の新型コロナの臨床試験成績のメタ分析結果であり、それらの内訳は治療に係るランダム化比較試験（RCT）18件（対象患者2000人）と発症予防に係るランダム化オープン試験3件（対象者737人）の臨床試験でした。

なお、BIRDでは、第1回会議に参加した60人余りを中核メンバーとするウェブ上のサイトを設けて広く情報交換を行っていますが、9月上旬に参加者は50か国以上の1万1000人以上に達しており、有意義な情報交換が行われています。

医学論文の公開は速報性重視に

今回の新型コロナパンデミックにおいて、医学および自然科学研究の領域に起きた大きな変化は情報の公開方法でした。

以前より、得られた試験成績を一刻も早く公開することが求められており、多くの専門雑誌や学会誌において冊子体として出版する前にオンラインサービスによる早期公開が競って行われてきていました。冊子体を刊行せずにオンライン公開のみの専門雑誌も重用されており、研究成果の公表も多様になっています。

新型コロナパンデミックが宣言されてから1年半が経過しようという今日までに、例えば医療検索サイトのパブメド（PubMed）で新型コロナウイルスおよび新型コロナウイルス感染症の文献検索を行うと10万件以上がヒットします。そして、その中の多くがプレプリントと呼ばれるピア・レビュー（査読）以前の速報です。

世界各地で新型コロナの流行の波が絶え間なく襲来しており、ワクチンの開発や変異ウイルスの出現、治療薬候補の登場と退場など目まぐるしく変化している中で、競合する領域の研究成果は、数か月掛かる査読を経て冊子体としての公表まで待つことはできないことがその大きな理由になっています。

必然的にプレプリントを公表することで優先権を確保し、後に査読を経た公式の論文として世間に認めてもらうという経緯を踏む場合が多くなります。

イベルメクチンの新型コロナに対する臨床試験成績の大部分がプレプリントとして公表され、その中の40件ほどが査読を経て公式な論文と認められていますが、その内容はプレプリントでの記述と大幅に変更されてはいません。査読を受けて冊子体に掲載された論文でも後に撤回されるものも散見されますので、査読前の発表がエビデンス（証拠）の確信性に乏しいという規制当局の論議は必ずしも正しくはなく、時代遅れの概念になっています。

規制当局は、プレプリントは早期の公表を目的とする論文掲載方式の相違であると考えて、エビデンスの確信性については論文に記述されているプロトコルや結果の解析などを総合的に評価して判断すべきだと思います。新型コロナパンデミックに対しては、1日でも早い対応が求められており、審査を経てから掲載される数か月前の情報よりも、プレプリントによる直近の情報の方が、臨床現場での判断の助けになることが多いと思われます。

結果が間違っている可能性は4兆分の1

そのようなプレプリントで発表されるイベルメクチンの新型コロナに対する臨床試験成績を1件ごとに丹念に探して整理・解析していたところ、2020年11月26日にWEB上に設けられた「COVID ANALYSIS」という名のサイトがあることを知りました。

同サイトの第1版には、19件の臨床試験（うち、ランダム化比較試験は8件）のメタ分析が棒グラフとフォレストチャートで表示されており、筆者らのデータ収集には極めて有力な情報源であると判断しました。このサイトでは、世界の研究者により新たな試験成績が順次追加されメタ分析が重ねられています。例えば第2版は12月4日に22件の試験のメタ分析に更新され、12月16日の第6版では26件の試験のメタ分析に更新されていました。

このサイトから得られる情報は多大であり、世界各国でイベルメクチンの新型コロナへの臨床使用を試みている医療関係者が協力して、リアルタイムの一大データベースを構築してきています。

そのサイトの2021年2月27日の第37版に掲載されていた42件の臨床試験の対象患者1万4906人についてのメタ分析（うち、ランダム化比較試験21件、対象患者2869人）の結果は、早期治療では83％、後期治療では51％、発症予防では89％の改善が認められるとされています。

この42件の試験成績に基づいて、イベルメクチンが優れているという間違った判断を起こす確率は、4兆分の1と推測されるということでした。イベルメクチンが新型コロナに対する効果を持たない確率は、天文学的数字になるほど低いとされているのです。

このように、1つの疾患に対する1つの治療薬に関して、このような短期間に、世界中の研究者が臨床試験成績を持ち寄り、皆が協力してメタ分析を行うことは前代未聞であり、このパンデミックの制圧の難しさと、世界の協力体制構築の意義を示すものと思われます。

2021年9月22日の第123版の64件の試験のメタ分析の内訳は、早期治療28件ではプレプリントが8件、査読済みが20件、後期治療22件ではプレプリントが8件、査読済みが14件、発症予防14件ではプレプリントが5件、査読済みが9件となっています。全般的に査読済みの論文として記載されている臨床試験成績の比率が高まってきていますので、このサイトから得られる情報のエビデンスは「バイアスが掛かっておりリスクが高い」などという批判は、その根拠が希薄になりつつあります。

WHOコンサルタントのメタ分析

一方、英国リバプール大学薬理学講座のアンドリュー・ヒル博士は、WHOのコンサルタントを務めており、前述のようにWHO傘下で途上国の医療支援などを行っているUNITAIDが行ったイベルメクチンの新型コロナに対する多数の臨床試験のメタ分析の責任者です。そのヒル博士が、UNITAIDに関わる13か国40人の研究者が2021年1月までに持ち寄った18件の臨床試験の対象患者2282人のデータのメタ分析結果を公表しました。

それらの試験のうちの、中等症から重症の患者を対象とした6件のランダム化試験では、イベルメクチンを投与した群の死亡が650例中の14例（2・1％）であったのに比して、イベルメクチンを投与しない対照群では597例中の57例（9・5％）であり、イベルメクチン投与群が統計学的に有意（p＝0・0002）に優れており、入院期間も有意に短いことが認められました。

ヒル博士からの私信によると、博士のグループは、その後も定期的な会合を催しており、2月には6件の臨床試験の約4000症例分のデータが追加され、3月初旬まではさらに約2200症例分、4月には約5000症例分の臨床試験データが追加されたとのことでした。

それらのデータを得る国・地域の中で先進国は英国、フランス、スペインの3か国のみであり、他の10か国は途上国となっていました。これは、先進国ではワクチンや高度な科学技術により創製された全く新規の抗ウイルス薬の臨床試験が行われており、既存の「リパーパス医薬品」であるイベルメクチンの適応拡大を目指す企業や組織が存在していないことが原因となっています。途上国においては、廉価で入手が容易であるイベルメクチンで新型コロナに対応できるのであれば、国内の貧困層における治療などのメリットが大きいとの理由から、真剣な検討が行われているのです。

本来のUNITAIDの目的が、治療薬の価格の低下や供給量の増加を実現させることにより、開発途上国に必要な医薬品を十分量供給することですから、同グループの研究は本来の目的に合致しており、その研究の成果は上部組織であり途上国の健康維持・向上を目的とするWHOにより尊重され、活用されなければならないはずです。しかしながら、次章で記述するように、WHOの混乱とも言える不可解な判断により、折角の研究成果が活用されていない現状となっています。

机上の理論

イベルメクチンの新型コロナに対する臨床試験成績のメタ分析において、途上国で行われた臨床試験成績の評価に賛否両論がありますが、有効性を支持する医師・研究者の多くは実際に患者に対してイベルメクチンによる治療を行って、有効であるという手応えを感じており有効性を示すデータに確信を持っています。それに比して、否定的な意見を述べているのは、実際にはイベルメクチンによる治療を行ったことがない人たちであり、中には薬剤部のスタッフのように実際の治療に関わっていない人たちもいますので、否定的な意見は実際の医療を伴わない「机上の理論」に基づいている傾向が強いと思われます。

「バイアスが掛かる」との主張も、その多くが形式論であって、実際の治験内容を吟味した上での指摘ではありません。「査読を受けていないので、バイアスが掛かる危険性が高い」と判断された論文の多くが、内容に大きな変更がないままに査読済みの論文として冊子体の雑誌に掲載されています。すなわち、これらの賛否両論は、実際に患者の治療から得た「リアル・ワールド・エビデンス」（RWE）と、人為的に造り上げられた「根拠に基づく医療」（EBM）との間の論議となっているのです。

イベルメクチンの新型コロナに対する臨床試験成績の報告は増加し続けており、それらの論文のほとんどがイベルメクチンの有効性を著述しているのに比して、イベルメクチンに効果がないことを積極的に示した信頼できる学術論文が皆無であることに世界の多くの有力な科学者たちから疑念が呈されています。

イベルメクチン投与がプラセボ（偽薬）対照投与に比して効果が認められなかったという論文が3件ほど公表されていますが、それらの論文にはいずれも試験遂行上のプロトコル違反や、試験結果と結論の間の齟齬などの欠陥が指摘されており、信憑性が疑われています。

イベルメクチンの国内臨床試験

北里大学では、2020年3月に「新型コロナウイルス感染症対策北里プロジェクト」を立ち上げた後に、米国のフロリダ州におけるイベルメクチンの新型コロナ治療についての優れた臨床成績を知り、日本でもイベルメクチンの新型コロナに対する臨床適応の承認を取得することが必要であると判断しました。そこで、イベルメクチンの製造販売の先発承認を得ている米国メルク社に対して、日本国内において適応拡大を目的とする企業主導型治験を実施するように働き掛けましたが、同社は治験を行う意思はないとのことでした。

米国メルク社によるイベルメクチンの新型コロナへの適応拡大の臨床試験は行われないという状況になりましたので、国内治験は北里大学が医師主導型の非営利事業として実施することを決定し、2020年5月12日に公表しました。その資金は、3月に設立した「新型コロナウイルス感染症対策北里プロジェクト」への一般からの寄附金と「国立研究開発法人日本医療研究開発機構」（AMED）による「新型コロナウイルス感染症に対する治療薬開発」に係る採択課題への研究費補助金を充てることになりました。企業が実施する治験とは異なり、治験が成功して適応拡大が実現しても、その成果より得られる利益は全くありませんので、治験に掛かる費用の回収は考慮に入れておらず、新型コロナ患者の苦痛を和らげ生命を救うという全面的に社会貢献を目的とする、著しく公益性が高い治験に取り組むことにしたのです。

日本においては、米国メルク社の国内法人であるMSD株式会社がイベルメクチンの製造販売元となっており、「ストロメクトール」の商品名で3ミリグラム錠を2002年より希少疾病である腸管糞線虫症の治療を適応症として販売していましたが、2006年4月にマルホ株式会社に販売が移管され、同年8月に疥癬への適応追加が承認された後は販売量が増加しています。

煩雑過ぎる臨床試験基準

医師主導型の臨床第2相試験を開始するに際して、「ストロメクトール錠3㎎」をマルホ株式会社より購入し、それと外観等が類似する「プラセボ錠」を準備して治験プロトコルを作成しましたが、遺漏のない治験を実施するために事前に「独立行政法人医薬品医療機器総合機構」（PMDA）と相談を重ねて数回にわたって原案を書き直し、最終的にプロトコルを固めて9月16日に国内の臨床研究実施計画・研究概要公開システムに登録を行いました。なお、この国内登録治験は自動的にWHOの治験登録サイトにも登録されています。

この臨床試験は、ランダム化二重盲検プラセボ対照第2相比較試験として、「イベルメクチン投与群」と「プラセボ投与群」各120症例を2020年12月末までに集積することを設定していました。試験に組み入れる対象は、新型コロナウイルス感染をPCRテストで確認後、3日以内の血中酸素濃度95％以上の軽症患者（無症候患者を含む）としましたが、試験遂行の厳密さが求められるために、治験に組み入れる対象者は治験を実施する医療機関の入院中の患者に限られていました。ところが、新型コロナに関しては急速に罹患者が増加し、治療期間が長い上に症状が悪化する可能性が高く、医療機関の負担が大きいために受け入れ患者数に限りがあり、中等症と重症（および重篤）の患者のみが入院して治療を受ける対象とされていました。感染を確認3日以内の、軽症で入院している患者がほとんどいない状況です。

結局は、参加する被験者を集めるのが困難であり、試験完了を2021年3月末まで3か月延長することとなりました。それでも、患者の採用が順調とはいえない状況であり、さらに試験完了予定日を9月末まで延長しました。そして、6月中旬に、さらなる延長が必要と判断されたため、試験完了予定日を2022年3月31日にまで延長することとなりました。

この治験完了日の延長は、製薬会社による治験を想定して設定された「医薬品の臨床試験の実施の基準に関する省令」（GCP省令）の厳密な規定がその理由の1つになっています。GCP省令の規定は、医師主導で実施する治験には余りに煩雑過ぎて参加者を得ることが著しく困難なのです。例えば、治験を進める上で、治験に参加する被験者に治験の目的等を説明して同意を得るのですが、被験者の同意を得るために用いる説明書には含まれるべき18項目の規定があり、不慣れな者の説明では企業主導型の治験のように順調な同意を得ることができず、予定数の被験者の参加が危ぶまれる事態に陥ったのです。

従来の、慢性疾患の治療に関する新薬の臨床試験において、既存の標準薬による治療が不十分であるような対象患者に対するのと同様な説明を行って、このパンデミック時の救急患者に対して、イベルメクチンというリパーパス医薬品の投与の了承を得ることは容易ではありません。結局は、治験に要する資金と人手が十分ではないために、治験の進行が著しく遅れる結果となっています。

既存薬の適応拡大に関する医師主導型の治験に関しては、従来の、全く新規な化合物の新しい疾患に対する企業主導型の治験に対する臨床試験の遂行とは異なる、上述した米国の「21世紀の医療に関する法律」の基本的な概念にあるような、新たな規定を設けることの是非について、今後、広範な論議と検討が必要であると思われます。

また、本来は入院して、適切な管理と治療により症状の悪化を防ぐことが重要である軽症患者は、感染者が多すぎるために、入院治療を受けることが不可能な状況となっています。厚生労働省よりの事務連絡に従い、軽症者は医療機関に入院せずに、在宅又は宿泊療養施設において療養されており、その対応は都道府県などの自治体が行うこととされています。イベルメクチンは、海外における多数の臨床試験の結果において、軽症および中等症の患者の症状悪化を抑え、回復期間を短縮することと罹患者との濃厚接触者の発症を予防することが確認されており、国内においても軽症者を治験対象に含めることが必要と考えられています。

そのような状況の中で、2021年2月2日付の厚生労働省新型コロナウイルス感染症対策推進本部からの通知により、在宅または宿泊療養施設において療養している軽症患者を対象として、被験者に治療薬等を投与することが可能となりました。この緩和措置により、遅れている治験の進行が改善され、1日も早くイベルメクチンの新型コロナウイルス感染症への適応拡大に向けての有効性のデータが整うことが期待されています。

この、北里大学が行っている医師主導型第2相臨床試験は、その被験医薬品としてメルク社製の「ストロメクトール錠3㎎」を使用しています。日本における医薬品の承認制度では、適応症や用法・用量などの承認事項は臨床試験の被験薬として用いた医薬品の銘柄ごとに、その銘柄の製品の製造販売権を所有している製薬企業に与えられることになっています。そして、新型コロナウイルス感染症への「ストロメクトール錠3㎎」の適応拡大に関しては、北里大学が行った臨床試験の成績が好ましい場合においても、その適応拡大の申請は製造販売権を所有するメルク社（日本国内法人のＭＳＤ株式会社）が行わなければなりません。

ところが、メルク社は「ストロメクトール錠3㎎」に新型コロナ治療の適応を追加取得する意思はありません。結局は適応拡大が実現しないことになってしまいます。そのような状況であっても、北里大学としては医師主導型の臨床試験を完結する義務があるので、延長した予定日までに試験を完了させるべく、治験を継続して行っています。

新たな臨床試験の開始

２０２１年９月20日現在、日本の新型コロナ累積感染者数は１６７万人を超えており、その数は人口の約１・32％に達し、死亡者は1万７０００人を超え、世界で25番目の流行国になっています。無症候患者を含めて、早期の軽症患者に適切な治療を施行すれば感染拡大が抑制されることは自明の理ですが、「デルタ株による急速な感染拡大は予想外であった」という弁解を繰り返している状況では「緊急事態宣言」を重ねて延長しても、新型コロナの早期収束は厳しいと予測されています。

10月に入り、国内の新規感染者数は急速な減少傾向を示し、いったんは収束の様相を呈していますが、第３波や第４波の収束後と同様に、次の流行の波が襲来する可能性は高く、予断は許されません。

このような状況の下に、イベルメクチンの新型コロナへの適応拡大については「ストロメクトール錠３㎎」以外の製品を用いる新たな臨床試験を行うことが必要となりましたが、私たちの要請に応じて、興和株式会社（本社：名古屋市）が年内完了を目指して、臨床第３相試験（開発コードＫ－２３７）を行うことを２０２１年７月１日に発表しました。興和株式会社は、研究開発志向型の製薬企業が構成する任意団体である日本製薬工業協会（製薬協）に加盟する企業であり、売上高約４１００億円の中の医薬品売上が１６７０億円（39

%に相当）を占める中堅製薬企業（68社中22位）です。

その企業治験開始のプレスリリースでは、興和株式会社が北里大学（大村智および花木秀明）、愛知医科大学（三鴨廣繁教授）ならびに東京都医師会（尾﨑治夫会長）の協力の下に行うことが記述されています。そして、規制当局の承認を得た臨床試験により、有効性と安全性が確認された薬剤を、いち早く国民に提供することで、新型コロナ治療に少しでも貢献し、国民の健康を守るという製薬会社の使命を果たしたいという、強い信念が記述されていました。２０２１年内の試験完了を目指して鋭意治験を進めるとのことです。これでMSD社の「ストロメクトール」に束縛されずにプロトコルが設定できるので、現在の体重1キログラム当たり0・2ミリグラムを1回（疥癬の場合）または2週間間隔で2回（腸管糞線虫症の場合）という用量に捉われずに、症状や投与時期により適切な用法・用量を設定して、新型コロナに対する臨床効果を示すことも可能になりました。

9月中旬に、プロトコルの設定を含めて、ＰＭＤＡとの治験相談が終了しましたので、10月より軽症患者８００～１０００人を対象とするランダム化プラセボ対照比較試験を開始することになりました。

臨床試験が順調に完了して製造販売承認を申請することになった場合には、「ストロメクトール」とは異なり、「抗原虫薬」という定義付けから解放されて、「抗新型コロナ薬」

または「抗ウイルス薬」という定義付けで論議されることになります。

サルバルサンとイベルメクチン

本章では、新型コロナの初発例の発生から世界パンデミックへの感染拡大の経緯を解説し、その対応策としての治療薬とワクチンの開発と許可・承認について概観しました。そして、既存の医薬品の中からイベルメクチンがリパーパス医薬品として、新型コロナの治療と発症予防について国内外で臨床試験が行われていることを記述しました。

日本は抗感染症薬の創薬に関して、20世紀初頭の1909年に、世界の先駆者である秦佐八郎博士が、ドイツのパウル・エールリッヒ博士と共に世界で最初の抗感染症薬である梅毒治療薬サルバルサンを創製し、実用化したという輝かしく誇るべき歴史を有しています。今回の新型コロナパンデミックにおいて、秦佐八郎博士が多大な業績を遺された「伝染病研究所」の後身である学校法人北里研究所としては、イベルメクチンの作用を科学的に正しく評価して、世界に向けてその適切な臨床適応を啓発することが求められていると考えています。

日本の研究者と医師が、抗感染症薬の開発と適正使用に関して長年にわたって蓄積されてきた叡智を結集し、世界の研究者たちと協調して、新型コロナパンデミックの制圧に向けてイベルメクチンの特徴を最大限に発揮させるような臨床適応法を確立することが早急に必要であると考えています。

第3章

イベルメクチン論争の虚実

八木澤守正

1　その後の各国の動き

イベルメクチンの臨床使用

イベルメクチンの新型コロナ（COVID-19）に対する臨床的な有効性については、中南米やアフリカ、東欧および東南アジアなどの国々で熱心に検討されています。

2021年9月中旬の時点で、イベルメクチンが新型コロナの治療や発症予防に対して全国的に採用されている国は15か国、一部地域で使用されている国は19か国、医師の責任で処方ができる適応外使用が認められている国が3か国の計37か国になっています。さらに、実際の治療と発症予防に向けての実用化試験が多数進められており、優れた臨床効果が続々と報告されています。

これまでの章で書いてきたように、イベルメクチンは、熱帯の原虫性の疫病であるオンコセルカ症やリンパ性フィラリア症の特効薬として広く使用されてきましたが、近年では沖縄の風土病である腸管糞線虫症や医療・介護施設で頻発する疥癬への適応が承認され、日本や米国を含めて熱帯以外の多くの国々で臨床使用されています。それに加えて、動物用の製剤が犬・猫・馬などの伴侶動物や牛・豚・羊などの経済動物の寄生虫駆除や、ダニ・シラミなどの駆虫に広範に応用されており、多くの国で一般的に馴染み深い医薬品となっています。

そのイベルメクチンが新型コロナに対しても「予想外の臨床効果」を示しているのです。イベルメクチンは、実に多様な薬効を示す医薬品であり、その臨床効果は単純な抗ウイルス作用ではなく、新型コロナに罹患している患者の異常に亢進した免疫反応を抑制するような、免疫調節機能の関与が大きいと考えられるようになってきています。

イベルメクチンは多機能医薬品

イベルメクチンを単純に「動物薬である」とか「抗原虫薬である」と定義づけて「新型コロナに有効である訳がない」という論調の解説文やガイドラインを多く見かけますが、そのような決めつけはイベルメクチンの本質を捉えておらず、近視眼的な考え方であると言えるでしょう。

さらに言うならば、イベルメクチンを単純に「抗ウイルス薬である」と定義づけることも好ましくありません。「ミラクル・ドラッグ」と呼ばれるのはオーバーであるとしても、「多機能医薬品」であるという観点でイベルメクチンを見ることが適切であると思われます。

イベルメクチンは、既に世界保健機関（WHO）の必須医薬品リストに掲載され、世界各国で承認を受けて市販されています。数十年にわたって世界で延べ30億回以上の投与実績があり、著しく安全性が高い医薬品と見なされてきています。中国やインドなどの多数の製薬企業が製造販売している極めて廉価な医薬品であり、中南米では処方箋がなくても購入可能な一般医薬品として取り扱われています。そのようなイベルメクチンを、今日、世界を震撼させている新型コロナの治療に用いるための試みが世界各国で行われているのです。本章では、そのような世界各国における臨床研究の動向を概観します。

世界各国で増え続ける臨床試験

世界各国で行われているイベルメクチンの新型コロナに対する臨床試験のうち、公的機関に登録されているものは2021年1月30日時点の記録では、米国の臨床試験登録サイトである「ClinicalTrials.gov」への登録が21か国の55件、WHOへの登録が11か国の36件で、合計27か国の91件でした。

その時点での臨床試験は、ほとんどの治験が開発途上国において医師主導型で行われた小規模な試験でしたが、いずれも新型コロナパンデミックに対する解決策を探る熱意が感じられる内容でした。

その後も公的機関への治験登録は増え続けており、4月下旬には32か国の105件、5月末には35か国の116件、8月末には35か国の122件に達しています。新たに加わった国々はアフリカ、中南米、東欧諸国であり、高価なワクチンや治療薬の入手が困難な状況にあるため、廉価で入手可能なイベルメクチンの効果を確認して、自国の感染制御に役立てたいという真に必要に迫られた臨床試験であることが理解できます。

米国と英国で実施中の大型試験

一方、それらの新規登録の中で、米国のミネソタ大学が1月から開始した在宅療養患者を対象とする「COVID-OUT 試験[21]」と呼ばれる試験（治験登録番号 NCT04510194）は、健康保険の支払機関がスポンサーに加わり、高騰する医療費を抑制するためにイベルメクチンによる廉価な治療の確立を目指した試験であると考えられます。

他剤との併用試験も含めて166症例を目標とするこのランダム化二重盲検比較試験は、対照群の設定から判断すると、既にイベルメクチンの有効性を織り込み済みの試験であると見なすことができます。ランダム化二重盲検試験とは、評価のバイアス（偏り）を避け、客観的に治療効果を評価することを目的とした試験の方法であり、二重盲検とは投与群、投与しない対照群の設定の際、患者だけでなく、観察者である医師にも誰が投与群で、誰が投与しないように対照群であるかを分からないようにして行う試験で、プラセボ（偽薬）効果や観察者バイアスの影響を防ぐ意味があります。

同じ米国のデューク大学がバンダービルト大学等の協力を得て行う「ACTIV-6試験」（NCT04885530）[22]は、米国立衛生研究所（ＮＩＨ）との契約に基づき研究費の支給を受けて行う大規模試験であり、２０２２年12月末までにイベルメクチンと他の２薬剤について１万５０００例のランダム化比較試験を行うことを計画しています。

この計画は「リパーパス薬」の活用を謳っており、２０１６年12月に米国で制定された「21世紀の医療に関する法律」の主旨に沿って、既存薬の適応外使用をランダム化二重盲検プラセボ対照比較試験で評価し、その試験成績に基づいて承認適応として追加するか、または適応外使用を禁止するという目的を含む治験です。

英国のオックスフォード大学が２０２１年３月20日から開始した「プリンシプル試験」（ISRCTN86534580）[23]は、65歳以上であるか、50歳以上で基礎疾患を有し、新型コロナへの感染が疑われる症状を有する外来患者６０００人を対象とするランダム化オープン試験です。通常治療にイベルメクチン、または他の５種の薬剤のいずれかを上乗せして患者に投与し、回復までの時間の短縮と患者の入院を防ぐか否かについて２０２２年９月まで調べることが目的とされています。この試験は、国としての新型コロナに対する標準的な治療法を見出すことを目的とした試験であり、廉価な治療法を探る目的を含んでいます。

公的機関への未登録試験の状況

一方、公的機関に登録されていない臨床試験の情報を得ることは難しいのですが、結果が得られている試験については「medRxiv」、「Research Square」や「SRRN」などの速報性を謳うプレプリント専門誌や、大学等の研究機関の業績集に成績が掲載されています。そして、それらの媒体からの情報が世界のイベルメクチン臨床研究の情報交換プラットフォームである「Covid Analysis」にリアルタイムで収載(24)されています。

最新版（123版、2021年9月22日）を見ると、計64件の試験が収載されています。その内訳は早期治療28件（患者総数5326人）で68％の改善、後期治療22件（8131人）で40％の改善、発症予防14件（1万3052人）で86％の改善、全体では64件（2万6509人）で67％の改善となっています。

それら64件の試験結果の報告の中で、査読を経て掲載された論文は45件（1万7316人）あり、それらの内訳に見る改善率は全64件の改善率と極めて類似しており、査読前のプレプリントに記述されている結果のエビデンスとしての質は査読後のものと大差はないことが示されています。

なお、上記の全64件のうちの23件は公的機関に登録されている試験であり、その内訳は早期治療が12件、後期治療が6件、発症予防が5件です。一方、未登録試験41件の内訳は、早期治療が16件、後期治療が16件、発症予防が9件であり、登録試験と様相が多少異なっています。

特に、自宅療養または宿泊療養で経過観察中の軽症患者を対象とし、重症化抑止（入院回避）等を判定基準とする早期治療試験は、公的機関に登録されている場合が多く、臨床試験成績も公表されており透明性が高くなっています。その理由は、対象患者の条件が揃えやすく、ランダム化や盲検化が実施しやすいことだと思われます。

しかし、早期治療試験はプロトコルを作成する企画の時点から、試験の遂行、結果の整理・解析、結論および公表のいずれもが、後期治療試験に比して難しく、慎重を要するものになります。早期治療試験の典型的な失敗例は、後述するコロンビアのエドゥアルド・ロペス－メディナ医師らによるランダム化プラセボ対照比較試験ですが、プロトコル作成段階での安易な考えが試験遂行中にさまざまな問題を引き起こしてしまい、試験全体を全く価値のないものにしたばかりでなく、無責任な公表が不要とも言える物議を醸す結果になっています。

軽症患者を対象とする試験では、軽いのは症状だけであって、試験の企画と遂行、結果の解析と結論の公表は科学的に重大なものなのです。

軽症患者における早期治療に比べると、入院して酸素補給などの処置や治療を受けている中等症から重症の患者を対象とする後期治療では、公的機関に登録することが可能であるような均等な患者割り付けや盲検化の実施が難しく、目標とする対象症例数の設定も難しくなるために必然的に公的機関への未登録試験になることが多いと考えられます。

患者の急激な増加や減少、経過観察中の軽症者がそのまま治癒に向かうかと思うと、急激に症状悪化させることもしばしばあるなど、新型コロナの病態は多様です。従来の感染症における臨床試験とは異なる対応が必要とされているので、世界の医薬品規制当局は、新型コロナの多様な病態を考慮に入れて、未登録試験の成績を評価できるような審査体制を構築する必要があります。

公的機関に登録されている試験が122件あり、未登録であるけれども既に結果が公表されている試験が40件あるので、イベルメクチンの新型コロナに関する臨床試験は1年半の間に世界各国で162件も行われたことになります。これは1つの疾患に対する1つの薬に関する臨床試験の数としては、まさに前代未聞の数であり、私たちは、それらの試験の推移と結論を注意深く見守っています。

米国ＦＬＣＣＣと英国ＢＩＲＤが推奨

米国の医師らが組織する「新型コロナ救命治療最前線同盟」（ＦＬＣＣＣ）は、ＷＨＯが２０２１年３月31日にイベルメクチンの新型コロナ治療への使用に反対するガイドラインを公表したことに対し、４月３日に公式な声明を発出して異議を唱えました。

一方、「英国イベルメクチン推奨開発」（ＢＩＲＤ）グループを構成する15か国65人の医師・科学者も、世界で実施された21件のランダム化比較試験結果のメタ分析に基づいて、イベルメクチンを新型コロナの予防と治療に用いるべきであるという勧告を２月26日にＷＨＯ、米国ＮＩＨ、米国ＦＤＡなどに提出しました。さらに、英国（ＭＨＲＡ）、欧州（ＥＭＡ）、カナダ（ＨＣ）の各規制当局に対しても同じ勧告を行いました。

また、ＢＩＲＤは、ＷＨＯが、下部組織である「ＵＮＩＴＡＩＤ」の研究チームから、世界で実施された24件の臨床試験成績のメタ分析の肯定的な結果の通知を受けていながら、なぜイベルメクチンの新型コロナに対する使用に反対するのかについても疑問を呈しました。

一方、ＦＬＣＣＣのピエール・コーリー会長らが取りまとめたイベルメクチンの新型コロナに対する発症予防効果および治療効果の臨床成績およびイベルメクチンが大量配布されている地域での薬剤疫学調査に関する総説は、薬学雑誌「フロンティアーズ・イン・ファーマコロジー」に投稿され、改訂を重ねて2021年1月16日に査読済みとなりました。しかし、オンライン掲載は「内容的に利益が競合する可能性がある」との理由で掲載が保留されてしまいました。つまり同総説の著者が学術的な目的以外に利益を得る可能性がある利益相反が疑われるという理由ですが、コーリー会長らはイベルメクチンを推奨しても、個人的な利益を得る立場の人々ではまったくありません。不可解な論文不掲載の理由でした。

その後、紆余曲折の末、同総説は最終的に3月中旬に「アメリカン・ジャーナル・オブ・セラピューティクス」誌の査読を経て、4月中旬にオンライン掲載⑩されました。

最近の医学系の学術雑誌は、速報性を競い合ってオンライン掲載が盛んになっており、運営経費の捻出に苦労していますが、論文の掲載に関して科学的な要因以外の政治的・経済的な要因が加わるような嘆かわしい状況になっています。

FLCCCの活動に対する日本国内の評価

このようなFLCCCによるイベルメクチンの新型コロナへの適応拡大活動について、日本の医学界の重鎮でWHOコミッショナーを歴任した黒川清・日本医療政策機構代表理事（政策研究大学院大学名誉教授、日本学術会議元会長）は、2月15日の朝日新聞社のウェブ雑誌「論座」で肯定的に紹介しています。

黒川教授は「コロナパンデミックを終息させる切り札になるかもしれない（中略）イベルメクチンの『発見国』の日本は、もっと積極的にこの薬の効能判定に関わり、世界に先駆けて処方（薬の使用法）を確定し、コロナ治療・予防薬としてイベルメクチン使用を進めるべき」であると提言しています。

この提言の後に、日本の関連学会ではイベルメクチンに対する認識が深まったように思われますが、行政当局がＦＬＣＣＣの活動に関係して特別な対応策を検討した様子は認められません。

イベルメクチンとインドの感染者激減

ＦＬＣＣＣとＢＩＲＤは、インドにおける新型コロナの急激な拡大への対応について協議を行い、５月３日付でインド政府とインドの主要なメディアに対する共同声明の形で、イベルメクチンを感染予防と治療に有効に利用するためのプロトコルの推奨を行いました。

インドでは、３月中旬より急速で大きな感染第２波に襲われ、５月７日のピーク時には１日に40万人を超える新規感染者を記録していました。しかし、イベルメクチンが全土的に使用され始めると、４週間後に新規感染者は半減、６週間後には４分の１に減少しました。さらに８週間後には、８分の１に相当する１日に５万人の新規感染者の発生まで抑制されました。

しかしながら、インドは各州の自治性が強く、いまだにイベルメクチンを採用していない州もあります。それに加えて、感染力が強い変異株の流行などの要因もあり、最近でも１日に３万人の新規感染者が記録されるなど、なお新型コロナの拡大を完全に抑制することができているとはいえない状況です。

一方で、インドの新型コロナによる死亡者の推移をみると、５月初旬には１日４０００人を超えていましたが、６月初旬には３０００人、６月25日ごろには２０００人、７月10日以降は１０００人未満と減少しており、イベルメクチンの治療効果が確実に示されていると思われます。ただし、インドにおける死亡者数は、あくまでも公式発表された人数であり、実際には公式発表の10倍以上という推計も報告されていることも付記しておきます。インドにおける新型コロナの推移とイベルメクチン使用の詳細については、第５章を参照していただきたいと思います。

巨大組織が流す虚偽情報

ＦＬＣＣＣは、５月12日付で、ＷＨＯ、ＦＤＡなどの公衆衛生機関がイベルメクチンの新型コロナに対する有効性に関して「変則的な」取り扱いをしており、虚偽情報を広めていることに抗議する公開声明㉕を出しました。声明は、まず、WHOのガイドラインが米国NIHのガイドラインと矛盾していることを指摘しています。その上で、WHOによるイベルメクチンの試験成績に関する評価では恣意的な採用や除外がなされており、結論が歪曲されていると訴えています。特に、イベルメクチンの新型コロナに対する使用に反対するガイドラインの作成時には、委員による投票が行われず、少数の委員の意見で決定された経緯を問題視しています。

この声明は、科学的なデータに基づいて決定されるべき事柄が、巨大なワクチン市場や新規医薬品市場を見込んだ巨大製薬企業が多額の資金を投じて主導する巨大科学（ビッグ・サイエンス）、多数の研究者を動員して行われる巨大試験（ビッグ・トライアル）、巨大国際機関（ビッグ・エージェンシー）、巨大学界（ビッグ・アカデミア）、巨大メディア（ビッグ・ジャーナル、ビッグ・メディア）の組み合わせによる非科学的で政治的・経済的な虚偽情報に基づいて決定されていることに警鐘を鳴らしています。

FLCCCは、イベルメクチンの新型コロナへの適応拡大が実現しても、全く利益を享受する立場ではない人々の集まりです。しかし、イベルメクチンをめぐって余りにも「捏造」、「集中攻撃」、「陽動」、「目隠し」、「修正」などさまざまな形態の情報操作が横行している現状を懸念して、このような厳しい公開声明を出したと述べています。

首相の「最大限の努力」答弁

日本国内では、2021年2月17日の国会の衆議院予算委員会において、新型コロナの治療薬として効果が期待されるイベルメクチンについて、立憲民主党の中島克仁委員より「国として早期に承認できるように治験に最大限のバックアップをすべきである」との提案があり、厚生労働大臣が「適応外使用は今でも使用できる。医療機関で服用して自宅待機の使用法もある」と答弁し、菅義偉首相も「日本にとって極めて重要な医薬品であると思っているので、最大限努力する」とその答弁を支持する発言をしました。

この答弁と発言を受けて、イベルメクチンの新型コロナへの適応拡大を管掌している厚生労働省の担当部局がどのような方策を考えるのか、その経緯を見守ろうと思いました。首相が表明した「最大限の努力」の実践が、従来の規制概念に基づく長期間の審査であってはならないはずであり、緊急時における行政官の執務姿勢を問われる課題であると考えていましたが、イベルメクチンを「医薬品、医療機器等の品質、有効性及び安全性の確保等に関する法律」の第14条の3に規定される「特例承認」の対象とすることが提案されたことに対する厚生労働省の応答を知り、その課題が解決されることは望み薄であると思われました。

その対応とは、イベルメクチンをパンデミックの緊急事態下に「特例承認」すべきであるという意見が強くなってきていることに対して、厚生労働省は「日本と同じような薬事審査の水準を持つ国での承認がない限り、特例承認制度の対象にはならない」という建前論を述べて、外国頼りの姿勢を保ち、日本独自の検討を拒否する内容だったのです。

そのように、日本が率先して「特例承認」することを自ら放棄しており、国外での承認を待つという姿勢を当然のこととして主張する保健衛生当局に、日本国民の生命を預けることの危うさを知る思いがするのは筆者らだけではないでしょう。

さらに、半年後の8月4日の衆議院厚生労働委員会における質疑で、イベルメクチンの適応外使用に関して「メーカーにより供給が規制されており、適応外使用ができない。供給の規制を止めるよう指示を出されたい」との提案に対して、厚生労働大臣が「民間の企業の方針があるので難しい」と答弁しました。野党から「民間企業と国民の命と健康の、どちらを向いているのか」と厳しく追及され、さらに「国民の命と健康を守る、一番の責任ある厚生労働大臣が、今、こういう危機的な時に」と諫《いさ》められる状況であり、半年前の総理大臣が言明した「最大限の努力」という約束は、全くの反故にされています。

無視された東京五輪への推奨

米国ＦＬＣＣのコーリー会長は、２０２１年7月23日から開催される東京オリンピックに対する新型コロナの影響を最小限に抑えるためには、「Ｉ－ＭＡＳＳ」と名付けたプロトコルに基づいたイベルメクチンによる集団防御対策[26]が有効であることを、日本オリンピック委員会宛に6月5日付のＢＩＲＤと共同の公開書簡で推奨しました。

しかし、同委員会はＦＬＣＣとＢＩＲＤからの推奨の重要性を認識しておらず、対応は一切行いませんでした。6月11日に衆議院厚生労働委員会において立憲民主党の中島克仁議員からの質問に対しては、その公開書簡への対応を厚生労働省に任せたと回答しています。田村憲久厚生労働大臣は、中島議員に同書簡への対応を問われると「転送を受けたばかりで、まだ検討は行っていない」と回答しましたが、その後の検討結果を同委員会に報告することを約束しました。

ところが、国会は6月16日より休会に入り、厚生労働委員会の休会中審議は行われないまま、つまり不作為のままにオリンピック開催を迎えました。折角の推奨を受けた日本オリンピック委員会は、ＦＬＣＣのコーリー会長宛に国際的なマナーに則した返信を送ったのか、気掛かりなところです。

そして、オリンピック開催期間中の日本は、8月に入り、1日1万人を超える過去最高の新規感染者数を記録する局面を迎えてしまいました。

FLCCCでは、毎週水曜日の午後7時（米東部時間）から約1時間のウェビナーを開催しており、情報のアップデートを行っています。

そのウェビナーでFLCCCのコーリー博士は、WHOやFDAなどが新型コロナへの対抗策はワクチンしか存在しないとの虚偽情報を流し、新型コロナはイベルメクチンにより治療可能な病気であることを認めないことは「倫理的に問題がある」と指摘しています。

また、FLCCCのポール・マリック博士は最近のウェビナーで、新型コロナの症状悪化にはビタミンD欠乏が関与しており、治療におけるビタミンDの重要性を主張しているけれども、NIHやFDAが無視していることに懸念を表明しています。

さらに、マリック博士は、WHOやFDAが重症の新型コロナ患者にステロイド系抗炎症薬「デキサメタゾン」の使用を推奨しているけれども、同じステロイド剤の中では「メチルプレドニゾロン」の方が肺組織への移行に優れており、新型コロナによる死亡率の減少効果も大きいとの提言も取り上げられないことに苦言を呈しています。

「倫理的に問題がある」

「イベルメクチン国際会議」を開催

米国のFLCCCの活動に呼応して、英国のBIRDはイベルメクチンを新型コロナの治療と発症予防に適応拡大を行うための草の根的な活動を続けています。このような、特定の疾患に対する特定の治療薬に関して、国際的に情報交換を行うグループが誕生することは極めて稀なことですが、感染力が強く、症状が急速に悪化する可能性がある新型コロナパンデミックに対して、早期に用いることが可能な治療薬としてイベルメクチンを的確に評価しようとする国際協調活動には、大きな期待が寄せられています。

BIRDは2021年4月24～25日にウェブによる「第1回新型コロナに対するイベルメクチン国際会議」を開催しました。その会議では、イベルメクチンによる新型コロナ制御に努力している世界各国の医師・研究者たちが研究成果を示し、それぞれが把握している臨床効果について意見を交わしました。

その後もメンバー間における情報交換の場が設けられ、日常的に論議が行われていますが、BIRDの主宰者である英国EBMコンサルタンシー社のテレサ・ローリー博士らは7月24日に「世界イベルメクチン・デー」と名付けたイベントを開催し、イベルメクチンによる新型コロナの打破を世界に呼び掛けました。その記念すべきイベントの開会に際しては、イベルメクチンの開発者である北里大学の大村智特別栄誉教授から、世界の研究者が人命を救うという崇高な精神で懸命な努力を尽くしていることに対して、謝辞と賛辞がビデオで贈られました。

このイベントは、英国5か所、カナダ4か所、米国4か所、シンガポール2か所のほか、ドイツ、デンマーク、ノルウェー、アイスランド、アルゼンチン、ブラジル、マレーシア、フィリピン、オーストラリア、ニュージーランドおよび日本の計15か国26か所で現地時間に合わせて開催され、世界の28団体が協賛を表明しました。

日本国内では、東京が緊急事態宣言下で身動きが取れなかったことから、岡山県の「賢人を語りつなぐ会」（担当・元大蔵省の野島透氏）が支援を申し入れ、高梁《たかはし》市祇園寺において開催する特別企画シンポジウム「新型コロナ感染症と山田方谷の足跡」を「世界イベルメクチン・デー」の公式記念行事とすることの指定を受け、イベント本部より参加者への激励メッセージが届けられました。同シンポジウムでは岡山大学・槇野博史学長による「コロナ禍にどう向き合うか？──持続可能な開発目標（SDGs）の観点より──」の講演も行われました。

BIRD主宰者のローリー博士は、長年にわたってWHOの医療統計のコンサルタントを務めており、「証拠に基づく医学」（EBM）の世界屈指の専門家です。ローリー博士は、2021年1月初旬にFLCCCのコーリー博士やマリック博士がNIHの新型コロナ治療ガイドライン作成委員会と協議を行った時に、ＦＬＣＣによる27件のイベルメクチンの新型コロナ治療成績のメタ分析が適切であるかの再分析を行うなど、臨床データに関して専門的な解析と協力を続けてきています。

ローリー博士らが収集した６５０件余の臨床試験成績の中から厳密な検討の末に、24件のランダム化比較試験（計３４０６患者）が抽出され、メタ分析が行われました。その結果は英国ニューカッスル大学のアンドリュー・ブライアント教授が筆頭著者となって２０２１年3月18日に「Research Square」に査読前論文として公表されました。このブライアント博士らのメタ分析の論文も、ＦＬＣＣの４人による上述の論文発表の時と同じように、査読後の論文の雑誌掲載をめぐって紆余曲折がありましたが、６月19日に「アメリカン・ジャーナル・オブ・セラピューティクス」誌にオンライン掲載[11]されました。

この論文において公表された、確実性が高い15件のランダム化比較試験結果のメタ分析の結論は、イベルメクチン投与が非投与に比して死亡の危険性を減少させることが、高度の統計解析技法を採用して確認されたという内容でした。

一方、同分析に用いたエジプトのベンハ大学のアーメッド・エルガザール教授らによる早期の６００人規模のランダム化比較試験の成績に不備があったことが問題視されていましたが、ブライアント教授らは当該の試験成績を除外して再びメタ分析を実行したところ、イベルメクチンの有効性はその除外の影響を受けず、統計的に有効であることが確認されたことを報告[27]しました。

2 イベルメクチン適応拡大への否定的動き

❶メルク社による否定

米国のＦＬＣＣＣと英国のＢＩＲＤが「イベルメクチンの新型コロナへの適応拡大」を提唱する強力なグループであるとすれば、それを否定するグループとして、イベルメクチンの製造販売権を所有する米国メルク・アンド・カンパニーをはじめとする製薬企業と、世界保健機関（ＷＨＯ）、欧州医薬品庁（ＥＭＡ）、米食品医薬品局（ＦＤＡ）などの医薬品規制当局、それに加えて製薬業界から多大な支援を受けている米国医師会（ＡＭＡ）や米国感染症学会（ＩＤＳＡ）などの学協会があります。

両者は過去1年半近く、前代未聞と言えるほど大きな論争を繰り広げてきています。なぜ、メルク社などの製薬業界や欧米の規制当局および学協会が新型コロナに対するイベルメクチンの適応拡大に消極的なのでしょうか。

メルク社の声明

メルク社は2021年2月4日付の同社声明(28)で、「メルク社の科学者は、新型コロナの治療に対するイベルメクチンのすべての既遂および進行中の試験の成績について、有効性と安全性の証拠を注意深く調べ続け、今日までに重要な解析結果として、3点が確認されている」とし、以下3点を挙げました。

1、前臨床試験からの、新型コロナに対する治療効果の可能性についての科学的根拠がない。

2、新型コロナ患者への臨床的作用または臨床効果に関する意味がある証拠はない。

3、大多数の研究において安全性データが欠如していることが懸念される。

このメルク社の声明には、同社が市販しているイベルメクチン製品である「ストロメクトール」の添付文書の記載事項が引用されており、同製品の適応の範囲と既知の有害事象が詳細に説明されています。

このことから、もし誰かが「ストロメクトール」を新型コロナの治療または予防に使用し、何らかの有害事象が生じても、適応外使用であることからメルク社は免責されることを強調する目的で出された会社声明であると理解することができます。

しかしながら、そのような目的であるならば、前記の3項目のようなイベルメクチンの新型コロナに対する有効性や安全性に関する批判的な内容までわざわざ発表する必要はなかったはずです。

それゆえ、このメルク社の声明は新型コロナの臨床試験に携わっている科学者の大きな反発を招き、論議を巻き起こしました。

FLCCCは厳しく批判

FLCCCは2月7日に公式声明[29]を出して、メルク社が新型コロナへの効果と安全性をめぐって挙げた3点は、最新の科学文献のメタ分析を含めて、世界の複数の専門家グループが報告しているイベルメクチンの有効性と安全性に関する成績とは著しく異なっていることを指摘しました。

この論争でFLCCCは、世界の8つのグループから出されている直近の公表論文（うち5件は2021年、2件は2020年11月および12月）を引用し、さらにNIHの公式見解（2021年1月14日）や他の16件の論文を引用してメルク社の主張を厳しく批判しました。

メルク社が主張した、前臨床試験では新型コロナに対する治療効果を示す科学的根拠はないという論点に関しては、FLCCが提示した基礎系の6件の論文において多くの根拠が示されています。それに加えて、臨床的な有効性と安全性を主題とする13論文においても臨床効果の根拠となるイベルメクチンの作用機序が論じられています。

メルク社による「治療効果／臨床効果に関する根拠／証拠がない」という主張に対して、FLCCは調査不足による誤認であると批判しました。十分な調査の上で否定したのであれば、その根拠となった科学的な証拠を提示しなければならないはずです。

メルク社が主張する3項目のうち「前臨床試験および臨床試験で効果を示す証拠がない」については、科学的裏付けとして引用する個別の試験の規模や検討内容についての評価が異なるゆえの「見解の相違」ということもあり得るとしましょう。しかし、第3項目のイベルメクチンの安全性に関しては、メルク社自身が30年余の期間にわたるイベルメクチンの世界的配布事業において、重篤な有害事象の発生が極めて少なかったことを自社の広報ページで公表しています。新型コロナへの使用に限って、なぜ安全性を懸念するのかという矛盾が指摘されています。

FLCCの公式声明の最後には、米国メルク社の創設者の子息であるジョージ・W・メルクが1950年に述べた「医薬品は民衆のためのものであり、利益のためのものではない」という名言を引用し、現在のメルク社の経営陣に再考を促しています。

メルク社のみに許される適応拡大申請

北里大学は、2020年5月にメルク社に対してイベルメクチンの新型コロナに対する効果を確認する臨床試験を行うよう呼び掛けました。しかし、メルク社はその呼び掛けに応じませんでした。日本国内では、イベルメクチンの内服製剤「ストロメクトール錠」が、製造販売元であるメルク社の日本法人MSD株式会社から販売権を得たマルホ株式会社によって疥癬治療薬などとして市販されています。それゆえ、北里大学は「ストロメクトール錠」を市場から購入し、医師主導型のランダム化プラセボ対照第2相臨床試験に着手し、現在も試験遂行中です。

しかしながら、その臨床試験が完了し、好ましい成績が得られて新型コロナへの適応拡大の承認を取得する申請を行う段階になると、申請を行う権利を有しているのは「ストロメクトール錠」の製造販売元であるMSD株式会社だけになるのです。そのMSD株式会社は2021年3月15日付で、米メルク社が2月4日に公表した声明の冒頭部分を和訳して広報することにより、「ストロメクトール錠」の新型コロナへの適応拡大の承認申請を行う意思がないことをあらかじめ宣言しました。

ＭＳＤ株式会社が日本国内向けに、メルク社の公開声明を日本語に訳し、3月15日に広報をしましたが、これは、3月5日に米ＦＤＡがイベルメクチンを新型コロナに使用しないようにという主旨の消費者向け情報を出した直後でした。

ＭＳＤ社は、4月2日に再び国内向けの広報を行っています。そのタイミングは3月22日に欧州医薬品庁（ＥＭＡ）がイベルメクチンの新型コロナへの使用には臨床試験以外においては反対であるとの勧告を出し、ＷＨＯも3月31日に同様の勧告を出した直後でした。

❷ＷＨＯの否定的見解の背景

英国のＢＩＲＤに参加している15か国65人の医師・研究者は、２０２１年2月26日に世界保健機関（ＷＨＯ）に対して、世界各国で行われた21件のランダム化比較試験のメタ分析に基づいて、イベルメクチンを新型コロナの発症予防と治療に使用する指針を出すように勧告を行いました。

しかし、この勧告にもかかわらず、ＷＨＯが3月31日に公表したガイドライン[30]では、イベルメクチンの新型コロナに対する使用に否定的な意向が示されました。このガイドラインにより、ワクチンが十分に入手できずにいる多くの途上国におけるイベルメクチンの使用が阻まれてしまいました。WHOのガイドラインによって、救えたはずの多くの生命が失われたとの厳しい批判があります。

WHOの本来の使命には、先進国の思惑に捉われることなく、途上国の国民の健康維持を図ることがあったはずです。現在の新型コロナパンデミックへの対応に関しては、中国や米国など経済大国の意向に沿って動いており、途上国における医療の窮状に対する十分な支援活動が行われているとは思われない状況になっています。

WHOと世界各国の規制当局は、医薬品の安全性と有効性を担保するために、必要十分な証拠（エビデンス）に基づく膨大な資料を完全な体制の下に十分な時間を掛けて審査を行っています。遺漏ない審議を行った上で、当該医薬品の臨床使用上の適応対象と適応方法を規定しており、そこでは先例が重視されています。

そのような先例に従うと、イベルメクチンの新型コロナに対する世界各国の60件を超す臨床試験成績は不確実性が高いと判断することとなり、その使用に反対を表明していると思われます。

全くの平時において、既に治療薬が存在する周知の疾患に対する新規の医薬品の審査においては、そのような規制当局の理念と実践に異論を唱える者は少ないでしょう。しかし、現在の全世界的な新型コロナパンデミックにおいては、そのような旧態依然とした審査理念では、有効で安全な治療薬の迅速な提供は不可能であるとの意見も多く、イベルメクチンの新型コロナへの使用を承認する新たな審査理念の構築が望まれています。

否定的ガイドラインへの不可思議な転換

ＷＨＯは、前年の、２０２０年3月31日に既存薬の新型コロナに対する適応外使用に関して、医師と患者の間の了解に基づいて行われることを容認し、好ましい効果が認められる場合には通常の臨床試験により安全性と有効性を確認すべきであるとの短い声明を出していました。

イベルメクチンの使用に否定的な姿勢はまだ見せていませんでしたが、１年後に出したガイドラインではイベルメクチンの使用に否定的な勧告を表明しました。世界各国において、イベルメクチンの新型コロナへの使用に否定的な組織や団体からの表明では、ほぼ例外なく、ＷＨＯのガイドラインが否定的であることを理由に挙げています。

ＷＨＯの権威は絶対的であり、長年にわたるその活動への信頼を多くの人は抱いています。それゆえにガイドラインの影響は大きく、メディアでも一般紙などの論評においては、ＷＨＯの見解を示せば内容の権威付けとなります。一般の人々は「ＷＨＯが言うならその通りなのだろう」と疑うことなく受け入れてしまうのが普通であると思われます。

ＷＨＯはそのガイドラインの中で、イベルメクチン入手の容易さや廉価であることはガイドライン作成上の観点には含まれていないことをわざわざ述べていますが、従来のＷＨＯの活動が医薬品の入手が困難な途上国の健康維持に重点が置かれていたことを考えると、イベルメクチンに対するＷＨＯのこの見解は極めて不可解です。いつの時点で、いかなる理由でＷＨＯの活動方針が変更されたのかを問い質す必要さえあるように思われます。

実際、ＷＨＯによるガイドラインの作成の経緯は、上述したように極めて不明朗であるばかりでなく、巨大組織が流す虚偽情報に影響されており、現在、米国のＦＬＣＣなどはその作成過程に利益相反の疑いがあることを示唆しています。

今後、このガイドラインが改訂して、各国における否定的論議の根拠を取り除くべきです。

❸ＦＤＡなどの否定的情報発信の背景

米国ＦＤＡは3月5日の消費者向け情報として、イベルメクチンを新型コロナの治療または予防に使用してはならないことを広報しました。ＦＤＡとしては、特に米国で牛、羊、馬、犬や猫などに広く使用されている「イベルメクチン製剤」が、ヒト用として乱用されることによる薬害を恐れているようにも思えます。しかし、その広報の中では、イベルメクチンは「動物薬」や「抗原虫薬」または「抗寄生虫薬」であり、ヒト用の「抗ウイルス薬」ではないことを強く主張しており、そのような考え方を周知徹底する意図があるように思われます。

新型コロナにイベルメクチンを使用することに否定的な論評では、そのほとんどがイベルメクチンを「動物薬」とか「抗原虫薬」と断定的に論じ、その有効性と安全性を否定しています。

有機化合物であるイベルメクチンに本来の医薬品としての目的が決まっている訳ではなく、たまたま、「動物薬」や「抗原虫薬」としての使用法が人為的に決められただけです。断定的な決めつけは科学的に無意味です。

一方、ＦＤＡの審査部門の担当官は、新薬の臨床治験の規模が１０００症例を超えていない場合にはエビデンスとは見なさないと述べていることが伝えられています。エビデンスとは質ではなく、量であるとの考えが強いようです。

確かに、特定の新薬に承認を与えた時、または与えなかった時に、その理由として膨大な症例のデータに基づくエビデンスであったとか、エビデンスと判断するには不十分な症例数であったと説明することが可能となるので、その目途として１０００例という設定は妥当であるかもしれません。便宜的であるかも知れませんが、医薬品の有効性を考察する上では、科学的な根拠は全くありません。

パンデミックに適さない既成概念

承認審査において、そのような目途に従うことは、例えば降圧薬とか糖尿病治療薬のような、慢性疾患であって直接的な生命の危機がなく、既に治療に用いる標準薬が存在している疾患に対する新薬の場合には容認されるかもしれません。しかしながら、新型コロナのような致命的なパンデミックに対する医薬品の評価に適しているとは思われません。

１９８０年代の後半に、抗感染症薬の臨床試験の規模に関する論議が世界的に重ねられました。その論議を通して、完全な新薬の場合に０・１％の確率で生じる有害事象を検出するには、１５００例以上における検討が必要であるという結論が得られています。

しかし、有効性に関しては、効果判定が患者の自覚症状や医師の問診・聴打診などバイアスが掛かりやすい主観的な項目に拠る場合と、画像診断や抗原検査などのバイアスが掛からない客観的な項目に拠る場合では、判断のために必要とされる症例数が大きく異なるという結論でした。

対象となる感染症に対して、有効な既存薬が存在する場合と存在しない場合では全く異なり、既存薬と比較する場合には「同等またはそれ以上」であることを証明するために、著しく多数の症例を用いた確認が求められることになっています。

一方、有効な既存薬が存在しない場合には、有効性を判断するために必要な症例数に規定はないはずであり、新型コロナをめぐっても、最近、特に深刻になってきたデルタ変異株に対する有効性は、5症例に有効であれば有効と判断できるのか、50症例に有効でなければ有効と判断できないのかなどについて誰も答えを持っていない状況です。まして、1000例を超える第3相試験を要求し、その結果を待つことは非現実的な話ではないでしょうか。

筆者は、1992年にベルギーのブリュッセルで開催された第1回医薬品規制調和国際会議（ICH）に向けての、日本からの代表団（官学産の代表から成る）の準備研究班「平成3年度厚生科学研究費補助金特別研究事業　医薬品の規制に関する国際的ハーモナイゼーションの基礎的研究」の主任研究員を務め、医薬品の有効性・安全性・品質の3部門を統括していました。

それゆえ、医薬品の有効性の評価法に関しては、日米欧3極の考え方の調和を図る現場で4年間働いていましたので、厚生労働省、FDAおよびEMAなどの規制当局が信奉する「エビデンスに基づく医薬規制」（EBM）の論理は熟知しています。ただし、その論理は平時における一般的な疾患に対する治療薬に関するものなのです。

国内のテレビの報道番組に出演している識者がイベルメクチンの新型コロナに対する適応拡大のための臨床試験には、数千例の患者における第3相プラセボ対照比較試験が必須であるというような見解を述べているのを見聞きすると、その識者は新型コロナの実状を本当に知っているのか、臨床試験にかかる時間とプロトコルの複雑さをどれだけ知っているのかと問い質したくなります。

「現実世界の証拠」を無視

イベルメクチンの臨床試験成績に関するＦＤＡやＥＭＡの審査理念も、審査に携わる人たちの多くが信奉している従来の既成概念の中にあります。最新の科学に追い付いておらず、医療現場からの貴重な新情報などの「現実世界の証拠」(Real World Evidence) を正当に評価する方法を確立できていません。

本来であれば、米国で２０１６年12月に公布された「21世紀の医療に関する法律」の制定意図に従って、イベルメクチンのような既承認薬の適応拡大については臨床の現場で認識された「現実世界の証拠」を迅速に反映させるための「新しい治験デザイン」が構築されており、そのような治験デザインによる臨床試験が遂行されていなければならなかったはずでした。

21世紀にふさわしい新しい概念の医薬品評価法が確立されておらず、旧態依然とした医薬品臨床試験と承認に係る既成概念を打破できていないために、パンデミックのスピードに対応できず、不幸な事態を生んでいると思われます。

規制当局は「受け入れられるほどの十分なエビデンスはない」と主張していますが、WHOにより30年以上にわたって30億回分以上が無償供与され、そこで得られたイベルメクチンの安全性ほど明確で十分なエビデンスはないと思われます。

イベルメクチンは、開発者の大村智北里大特別栄誉教授が第1章で指摘しているように、重大な副作用が生じた事例は報告されていません。大村教授がヒトのオンコセルカ症に使用した際のデータからも、適応量の少なくとも8倍まで服用しても安全であることが分かっています。廉価で安全な薬なのですから、米国FDAなど規制当局は、新型コロナに対する有効性に確信が持てないとしても「現実世界の証拠」を得るために「試しに使ってみる」ことは容認して良いはずでした。

安全性と有効性をめぐる倫理的問題

ところが、FDAは、新型コロナ患者に対してイベルメクチンを使用した場合の「安全性の担保が不十分だ」と主張[31]しています。オンコセルカ症などに駆虫薬として30億回以上使用され証明されてきたイベルメクチンの安全性は無視されており、新型コロナ患者に限って安全性上の懸念を理由として投与を禁じている規制当局は、その倫理的な問題を問われることになります。

規制当局は、イベルメクチンの新型コロナに対する有効性に関する既存の臨床試験データは、その試験計画や判定方法においてバイアスが掛かっており、有効であると判断するには不十分であると主張しています。しかし、上述の64件の臨床試験の2万6509人の患者を対象とするメタ分析においてイベルメクチンの有効性は十分に示されています。これでも不十分であるというのであれば、規制当局は逆にその「不十分である」という根拠を示す必要があります。

「ヒトを対象とする生物医学的研究に携わる医師のための勧告」であるヘルシンキ宣言では、非倫理的な人体実験を禁止しており、科学的に正しく行われた臨床試験に対してむやみに症例数を増やすことを求めるような非倫理的なことは禁じられています。

❹米国感染症学会の否定的な姿勢

米国FLCCCが「ビッグ・アカデミア」と呼ぶ中には米国感染症学会（IDSA）が含まれています。

IDSAは、2021年2月5日にイベルメクチンの新型コロナへの使用に否定的な内容のガイドライン[32]を出しました。そのわずか20日前に、米国NIHがガイドラインを改訂して、イベルメクチンの適応外使用が許容されたばかりの時期に、従来は感染症制御に関してNIHと協調路線を保ってきたIDSAが、新型コロナへのイベルメクチンの臨床応用に関してのみ異なる姿勢を表明したことにより、米国内では大きな混乱が生じています。

IDSAのイベルメクチンの新型コロナへの使用に対する否定的な姿勢は、後述するような同学会の機関誌「クリニカル・インフェクシャス・ディジーズ」（CID）に掲載された誤った結論を述べたメタ分析の論文に影響されているとの批判があり、IDSA事務局には会員および会員外から、問題点が指摘されている同論文を機関誌に掲載した同学会の見解を問い質す多数のメールが寄せられています。

本来、IDSAは感染症の病原論や疫学、耐性化の機序の解明などの基礎と臨床をつなぐ領域の研究や試験に主にかかわってきており、治療薬の効能や使用法に関する臨床試験への関与には積極的ではありませんでした。製薬企業による影響は少なかったのです。しかし、抗エイズ薬や抗インフルエンザ薬の開発が盛んになり、毎年のように新たな感染症が発生し、それらの診断と治療に関して社会的に関心が高くなるにつれて同学会の体質も変化してきました。

筆者は、米国微生物学会（ＡＳＭ）が主催する「抗感染症薬と化学療法に関する学際会議」（ＩＣＡＡＣ）のプログラム委員会において、日本を代表して新薬部門を18年間（１９８５～２００２年）にわたって担当してきました。その間に、ＩＤＳＡの年次会との合同開催が多く行われました。製薬企業と関係が少ないＩＤＳＡの参加者は３０００人程度であり、ＩＣＡＡＣの９０００人の参加者の3分の1程度のささやかさでしたが、製薬企業の影響を受けない毅然とした姿勢を保っていました。

ところが、近年のＩＤＳＡは製薬企業との関係が深まってきており、新型コロナにおいても、ワクチンや新規治療薬の開発に携わる製薬企業との関係から、既存薬であるイベルメクチンの新型コロナへの適応に否定的な姿勢を示しているとも言われています。

特に、ＩＤＳＡのガイドライン作成の際に参照された試験成績が補遺として公表されていますが、引用している米国医師会の機関誌「ジャーナル・オブ・ジ・アメリカン・メディカル・アソシエーション」（ＪＡＭＡ）に掲載されたコロンビアのロペス－メディナ医師の論文を、バイアスが掛かっていない信頼性が高い試験成績と評価しているために、このガイドラインは全く信頼性が欠如したものであるとの意見が出されています。

❺ＪＡＭＡ誌に掲載された論文の問題点

米国医師会が週刊で発行する世界でも指折りの権威を持つ医学誌ＪＡＭＡに、コロンビアのロペス－メディナ医師らによるイベルメクチンの新型コロナに対する臨床試験結果の論文が、２０２１年3月4日にオンライン掲載され、その後、4月13日刊行の冊子体に掲載[33]されました。

同論文は、軽症で在宅治療中の新型コロナ患者に、イベルメクチンまたはプラセボを投与後の臨床経過を観察するランダム化比較試験の結果を報告したものでしたが、試験計画がずさんであり、試験中に7回のプロトコル変更が必要となったために、失敗に終わった治験でした。そして、本来であれば報告に値しないような、この試験の成績がＪＡＭＡ誌に掲載されたのですが、記述されている結論が試験結果を正しく反映しておらず、虚偽記載に満ちた内容の論文であると見なされています。

同論文で報告されている臨床試験の遂行中のプロトコル違反、プラセボ準備の不備、プラセボ対照群がイベルメクチンを服用していた可能性など、同論文に関わる多くの問題点を、中南米の事情に詳しい米国公衆衛生局のデービッド・シェイム博士らが「オープン・サイエンス・ファウンデーション」（ＯＳＦ）の査読前論文[34]として公表しています。

その指摘によると、ロペス－メディナ医師らによる試験の結果は、有効性解析の全項目において、有意差はないながらもイベルメクチン投与群がプラセボ対照群より優れた値を示しているにもかかわらず、その結論は、イベルメクチンの有効性に否定的な記述をしているという奇妙な内容になっています。それゆえ、その試験の目的自体がイベルメクチンの有効性を否定することであったのではないかと疑う意見もあります。

プロトコル違反の治験の続行

同試験の当初の評価項目は対象患者の重症化でしたが、採用した患者の平均年齢は37歳と若年であり、平均肥満度指数（BMI、18・5～25が普通体重）が治験薬群26・1、プラセボ群26・4であり、重症化しにくい対照群であったために、この患者選択の段階で所期の試験成績を得ることが極めて難しい試験となっていました。

試験開始時のプロトコルでは、第一義評価項目をWHOが定める8段階の症状スコアで2段階悪化した患者の比率を比較することと設定していました。しかし患者は、当初設定した比率（18％）のようには悪化せず、悪化した比率は3％以下でした。

この悪化率では、初期のプロトコルで設定した対象患者400人（治験薬群200人、プラセボ群200人）では、解析を行うことが不可能でありました。ここで治験を打ち切るか、採用患者を高齢者または基礎疾患を有する患者に変更すれば、試験の失敗を避けることが可能でしたが、著者らは、倫理に反して、第一義評価項目を2週間以内の症状の変化という緩やかな内容に変更して試験を継続するというプロトコル違反を犯しました。試験開始後は変更が許されない評価項目を変更してしまいましたので、この段階でこの試験は失敗していました。

プラセボ投与群で度重なる失敗

さらに、同治験では被験薬の「イベルメクチン液剤」に類似するプラセボ（偽薬）の準備を怠ったため、対照群200例の中の65例（32・5％）に対して被験薬とは味・匂い・外観・服用感が全く異なる5％ブドウ糖含有生理食塩液をプラセボとして投与してしまいました。被験薬の「イベルメクチン液剤」は味が苦く、独特の匂いがあり、溶解するために10％アルコールとプロピレングリコールを加えたものでしたので、性状が全く異なるプラセボを用いたことになります。それゆえ、患者は容易に被験薬とプラセボの違いを認識できましたので、治験の盲検性は崩壊しており、極めてバイアスが大きな試験となってしまいました。

この段階で、試験は既に失敗しており、評価するに値しない比較試験となったのですが、それに加えて、試験遂行の途中で、薬剤管理上のミスにより、プラセボを投与すべき比較対照群38人に対して、被験薬のイベルメクチンを投与するという致命的な誤りを犯してしまいました。そのミスに1か月半後に気付き、当該38人に加えて、対応するイベルメクチン投与群38人の計76人を試験から除外して、新たに両群に38人ずつの患者を追加するという前代未聞の対応を行っています。この段階で治験としてのランダム化も盲検化も水泡に帰しており、治験は中止されるべきでした。

それでも治験続行

しかし、それでも治験は継続され、このロペス－メディィナ医師らの論文は、発症7日以内の在宅患者400人のうち200人にイベルメクチン、他の200人にプラセボを5日間投与、症状がなくなるまでの期間の中央値はイベルメクチン投与群で10日、プラセボ対照群は12日で大きな差はなく、イベルメクチン投与による効果は認められなかったと結論付けられたのです。

この滅茶苦茶ともいうべき治験遂行においても、イベルメクチン投与群が2日間早く症状が消失するという有効性の結果は示されてはいますが、引用するに値しない治験でした。

同論文がオンライン掲載された時点で、プロトコル違反や虚偽の記載があるという批判が噴出し、同誌への抗議や質問状が殺到しましたが、同誌の編集委員長は抗議に対して「意見があったことに留意する」という回答を行い、さらなる批判に対しては「対応すべき事案が山積しており、手が回らない」として、この論文は撤回されないままになっています。

「小説よりも奇なり」

同論文は、世界保健機関（WHO）、米食品医薬品局（FDA）、欧州医薬品庁（EMA）、米国感染症学会（IDSA）などのガイドラインの作成において、権威あるJAMA誌に査読を経て掲載されたエビデンス水準の高い論文として取り扱われ、イベルメクチンの無効性を確認した試験成績であるとして引用されています。

一般的な医学知識を有している科学者であれば容易に判断できるはずである同論文の致命的な欠陥を、なぜにJAMA誌の査読者が見落とし、編集委員会が掲載を許し、専門家により構成される公的機関のガイドライン作成委員会が引用したのでしょうか。まさに「小説よりも奇なり」というべき出来事です。

同論文がオンライン掲載された4日後には、その試験がプロトコル違反を犯したばかりではなく、被験薬であるイベルメクチンを対照群に投与するという初歩的な間違いを犯した「盲検化に失敗した治験」であることが査読前論文を掲載するＯＳＦのサイトで指摘され、４月８日には同論文は「致命的な欠陥」を有することが、米国医師会に所属する医師１２０人が署名した公開書状としてウェブ上にアップロードされました。この公開書状には署名が追加され、５月18日には１７４人の医師が署名し、ＪＡＭＡ誌に同論文掲載の撤回を求めています。

この論文は、プロトコル違反などのほかにも「致命的な問題」がありました。同論文の文末には、同論文の主要な著者に対する製薬企業からの利益相反に抵触すると見なされる資金援助の申告が記述されていました。

その申告によると、筆頭著者のロペス－メディナ医師は、米国で２０２１年２月末に承認されたヤンセン社のワクチンのコロンビアにおける臨床試験に関与しており、同社より研究費の提供を受けていました。イベルメクチンの適応拡大とワクチンの開発は競合する関係にあります。

ロペス－メディナ医師以外の共著者も新型コロナのワクチンや治療薬を開発している複数の企業からの資金提供が申告されていました。このような利益相反の恐れのある論文を無頓着に審査・掲載したＪＡＭＡ誌の倫理性が問われる論文掲載であり、同誌の権威が製薬企業の圧力により失墜させられたとも見なされうる事態です。

❻メタ分析論文に関する論争

さらに、イベルメクチンの新型コロナへの適応拡大に否定的な動きの1つとして、科学者としての素質が疑われる著者による、唖然とするようなミスを犯した内容、あるいは意図的に事実をすり替えた論文が発表されています。

それは、米コネティカット大学薬学部のユアニ・ローマン博士らにより、5月25日に査読前論文を掲載するオンライン誌「medRxiv」に掲載された論文で、イベルメクチン投与群はプラセボ対照群と比して、死亡率の改善効果がないというメタ分析の結論を記述した論文です。

その論文では、軽症〜中等症患者を対象とするランダム化比較試験5件の合計772症例における死亡者数が、イベルメクチン投与群352人中16人に対して、投与しない対照群は420人中15人であり、両群間の相対リスク比は1・11であって死亡率に差はなく、イベルメクチン投与は軽症〜中等症の新型コロナ患者の死亡率を軽減する効果はないと結論付けました。

ところが、このメタ分析に使った5件の論文中、その解析に31・9%寄与をしているイランのモルテザ・ニアイー博士らの論文の引用において、イベルメクチン投与群と非投与対照群のデータを逆に入れ替えて計算していることが発覚したのです。その結果、他の4件のイベルメクチンの有効性を示す良好な成績が打ち消されてしまっていました。

公表当日の5月25日に、引用論文の著者のニアイー博士らより、この「誤り」について厳しい指摘がなされました。ニアイー博士らの元の論文では、イベルメクチン投与群の死亡者は116人中4人（3・4％）、投与しない対照群の死亡者は49人中11人（22・4％）であったのに、ローマン博士らはその2群の結果を逆に入れ替えてメタ分析を行っていたのです。分析結果に影響を与える重大なミスでした。

その結果はイベルメクチン投与群と対照群の間の相対リスク比が6・51という異常に高い値となっており、イベルメクチンが原因となった死亡症例が異常に多かったという解釈になるのです。このような結果をニアイー博士らが報告する訳がないことを、ローマン博士らが気付いていなかったとすれば、科学者としての資質を疑われても仕方がありません。

ニアイー博士らからの指摘に対応して、入れ替えられたデータを正した訂正論文が翌26日に掲載されましたが、その結果は死亡者数がイベルメクチン投与群425人中9人（2・1％）に対して、投与しない対照群は365人中22人（6・0％）であり、両群間の相対リスク比は0・37であって、イベルメクチンの有効性が示されています。

ところが、このようにイベルメクチン投与群と対照群の患者数と結果が修正されたにもかかわらず、結論では修正前の論文の記述を変えておらず、「イベルメクチンは死亡率を減少させず、COVID-19患者に対する治療オプションとしての価値はない」という、修正前と同じ結論を記述しているのです。

その結論が変更されないことは、科学的に納得できませんが、査読前の論文であれば、著者個人の意見であるとして許されるのでしょうか？

信じがたい「ミス」

このローマン博士らの論文の責任著者であるアドリアン・ヘルナンデス准教授は、薬学領域における統計解析の専門家であることを標榜しており、メタ分析の手法に関する総説を発表している人物です。このような初歩的な間違いを犯すこと自体、専門家であるとすれば、信じがたいことです。5件の試験成績のメタ分析を行っている際に、ニアイー氏の試験成績をうっかり逆にして引用したとしても、他の4件の結果と極端に外れた数字が示されていれば、その異常さに容易に気付いて不注意な間違いを正すのが普通です。

それにしても、引用文献の著者からの指摘を受けて内容を修正した論文の結論が、修正前の論文の結論と変わっておらず、修正後の結果を反映した結論に書き換えられていないことに大きな疑惑が生じました。

この不誠実な修正に対して、厳しい批判が巻き起こりましたが、さらに驚くことには、その内容がそのまま、米国感染症学会（IDSA）の機関誌であり英オックスフォード大学出版部から刊行されている感染症研究領域では権威があるとされている「クリニカル・インフェクシャス・ディジージズ」（CID）の査読を経て、6月28日にオンライン掲載されたのです。当然のことながら、その掲載に対する多数の批判が出されています。[35]

英国BIRDの呼び掛けに応じて、世界15か国40人の医師・研究者（筆者を含みます）が署名した公開書状がCID誌の編集長宛に送られており、IDSA学会事務局には異議を唱える多数のメールが送信されていますが、回答はなく、その論文はいまだに削除も撤回もされておりません。その論文が、イベルメクチンを新型コロナの治療と発症予防に使用することに慎重な人たちが反対する根拠として頻繁に用いられるために、さらなる大きな論議が起きています。

イベルメクチンの有効性を示すメタ分析については、BIRDのブライアント教授やローリー博士ら臨床試験の統計解析における世界の第一人者の論文[11]が、査読を経て「アメリカン・ジャーナル・オブ・セラピューティクス」誌にオンライン掲載されています。それに加えて、英国クイーンメリー大学のマーティン・ネイル教授らによりローマン博士らのメタ分析の間違いが指摘されていますので、CID誌は同論文を撤回するなどの適切な対応をとる必要に迫られている状態です。

電子工学・コンピューター科学部機器情報管理部門のマーティン・ネイル教授とノーマン・フェントン教授は、ベイズ統計モデリングという新しい確率論を駆使してブライアント教授らのメタ分析の結果との比較検討を行い、ローマン博士らのメタ分析の誤りを、7月12日に、「ResearchGate」のプレプリントとして発表しました。

そのプレプリントは、改訂の後に査読を経て「アメリカン・ジャーナル・オブ・セラピューティクス」誌に掲載㊱されましたが、ローマン博士らのメタ分析は古典的な統計学的手法を用いた分析であって、その結論は誤っており、ブライアント教授らの結論が支持されるという内容の論文でした。

そのような統計学が専門である第三者の判断に基づく論文が発表されているにもかかわらず、日本の厚生労働省が8月31日に発行した「新型コロナウイルス感染症診療の手引き 第5・3版⑱」では、誤ったメタ分析であるとされているローマン博士らの論文のみを引用し、正しいとされているブライアント教授らの論文は無視するという、極めて不適切な引用が行われています。

その手引きの中で、イベルメクチンを「日本国内で入手できる薬剤の適応外使用」の1つとして記述する中で、ローマン博士らの論文を引用して、「最新のメタ解析（10のランダム化比較試験を対象）では、イベルメクチンによる治療は標準治療やプラセボと比較して、軽症患者における全死亡、入院期間、ウイルス消失時間を改善させなかったと報告されている」と記述し、正しいと判断されているブライアント教授らのメタ分析の結論は無視して、否定的な姿勢を表明しています。「診療の手引き」は公正中立な立場で作成されるべきですが、このようなバイアスの掛かった手引きを作成した厚生労働省の姿勢には、厳しい批判が寄せられています。

❼イベルメクチンの有効濃度に関する論議

オーストラリアのレオン・カリー博士やワグスタッフ博士らの論文が抗ウイルス研究領域で権威があるとされている「アンチバイラル・リサーチ」誌にオンラインで発表された直後に、メルク社の「イベルメクチン（製品名はメクチザン）」無償配布プログラムを運営する委員会が声明を出しました。

その声明は、イベルメクチンが新型コロナに有効であると主張することは証拠不十分であるという否定的な指摘だけではなく、オンコセルカ症や疥癬などへの米国ＦＤＡの承認用量から考えて、試験管内実験で示された新型コロナウイルスを抑制する必要濃度が高過ぎるという内容でした。そのような体液中濃度を得るために高用量を服用した場合に「激烈な副作用が起きることが懸念される」と警告しました。

試験管内実験成績への初歩的な誤解

ここで一つ、確認しておきたいことは、ワグスタッフ博士らによる新型コロナウイルス増殖抑制試験は、有効な薬剤を確実に識別するために、試験に供する腎臓由来のベロ細胞にウイルスが感染するのに最適な条件に設定され、極めて大量のウイルスを接種するという実験系を用いていたことです。探索研究（スクリーニング）に用いるのと同様であるこのような実験系では、真に有効な物質のみが陽性の結果を示し、活性が極めて弱い物質や偽陽性を呈する物質を排除することができます。

試験管内実験では、感度と特異性の2つの要因を考慮しながら条件設定をしますが、感度を高くすれば特異性が低くなり、特異性を高めるには感度を低くして偽陽性を避けることが必要です。それゆえ、特異性を重視した同試験では、ウイルス増殖阻害濃度（ＩＣ50値）が、2マイクロモル程度と高く設定されており、イベルメクチンの抗ウイルス活性が確実に証明されているのです。

試験管内実験系の感度は実験目的と実験系の設計によって、著しい高感度から低感度まで、どのようにも設定することが可能であり、この試験の感度を10倍に設定すれば、ＩＣ50は０・２マイクロモル程度になりますし、50倍に設定すればＩＣ50は０・０４マイクロモル程度となり、通常のイベルメクチンの投与で得られる血中濃度のレベルになります。被験細胞の種類や感染に用いるウイルス量、培地組成や培養条件により試験管内実験系の感度はどのようにでも設定することが可能であることは、実験生物学の基本的な知識です。

しかし、そのような試験管内実験の特殊性の基礎をなぜか考慮できない人たちは濃度数値だけを見て、同論文に記述されているイベルメクチンの有効濃度が２マイクロモルという高濃度であり、通常の人体への投与量の10倍以上であるから、「イベルメクチンは新型コロナ治療に適さない」という見当違いな論議を繰り広げています。つまり、桁違いの量を飲まないとイベルメクチンは有効にならないという、危機感を煽る論評をしているのです。

これは全くの誤解であり、ワグスタッフ博士らの実験の目的を「イベルメクチンの活性測定」であったと勘違いしています。ＷＨＯの「治療薬と新型コロナウイルス感染症」ガイドラインにおいても、世界で屈指の感染症治療の専門家の団体であるはずのＩＤＳＡの「新型コロナウイルス感染症の治療と患者管理ガイドライン」の中においても、ワグスタッフ博士らの論文に記述されている内容を明らかに誤解した解説が記述されています。誤解というよりは、曲解という方が良いかもしれません。

もし、イベルメクチンの抗ウイルス活性を定量的に測定する目的であるならば、極めて低濃度のイベルメクチンによる阻害を検出できる実験系を設定する必要があり、イベルメクチンの濃度を段階的に設定して、反応速度と阻害定数を算出するなどの検討が必要になるのです。世界のパンデミックを制御するためのガイドラインを作成する専門家が、このような初歩的な誤解を訂正することなく、誤ったガイドラインが存続していることに懸念を覚えます。

この有効濃度の問題は、米国立衛生研究所（NIH）も米感染症学会（IDSA）もイベルメクチンを新型コロナに使用することに反対する基本的な問題点として挙げており、WHOのアメリカ大陸支部であるパンアメリカン・ヘルス・オーガニゼーション（PAHO）も同声明を引用してイベルメクチンを新型コロナに使用することに反対を表明する理由に挙げました。

カリー博士らによる試験管内実験におけるイベルメクチンの新型コロナに対する有効濃度は高く、臨床においてそのような血中濃度を得るには常用量の数十倍の投与が必要になるので、常用量のイベルメクチン投与による新型コロナへの治療効果は望めないという意見です。一般向けには、極めて正当な見解に基づく警告と理解されてしまいますが、その主張は実験系が持つ前提を無視したものであり非科学的です。

実際の臨床現場では、第4章で詳述するように、そのような大量の投与をしなくても、イベルメクチンは新型コロナ治療に効果を示しています。

動物実験で実証

試験管内実験と臨床試験との間を結ぶには動物実験があります。フランスのパスツール研究所におけるハムスターの嗅覚異常を指標とする感染治療実験で、体重当たりヒトの常用量に近いイベルメクチン投与が有効であり、治療後のウイルス量の変化では非投与の対照群との差が認められないながら、イベルメクチン投与により肺の炎症性サイトカインであるインターロイキン-6と10の著しい低下が認められています[37]。

すなわち、イベルメクチンは宿主の炎症反応の調節に働くことにより新型コロナに有効性を発揮している可能性が示唆されているのです。イベルメクチンはマクロライド構造を有しており、他のマクロライド化合物と同様に、極めて多様で多種の作用を示すことが知られています。宿主の炎症反応の調節機能も、それらの多種多様な作用の中の1つと考えられています。

イベルメクチンの新型コロナに対する作用の基礎的な研究成果と臨床効果につながる検

討については、第4章で詳しく解説します。

❽WHOコンサルタントの論文

英国リバプール大学の上級研究員であるアンドリュー・ヒル博士は、WHOの臨床統計に関わるコンサルタントを務めている専門家です。ヒル博士は、WHOの下部組織で途上国の医療問題などを扱う「UNITAID」の研究課題として「国際イベルメクチン計画チーム」を取りまとめており、2021年1月下旬までに成績が得られた18件のランダム化試験（対象患者2282人）のメタ分析結果をオンライン医学誌「Research Square」に査読前論文として発表しました。

その中の6件の中等症／重症患者1247人を対象とする試験では死亡率が75％軽減されるなどイベルメクチンの有効性が示されていました。しかし、公表に際しては上部組織WHOのガイドラインとの整合性が求められ、結局、「規制当局の審査を受ける前に大規模な治験によるイベルメクチンの有効性の検証が必要である」と記述せざるを得ませんでした。

その査読前論文には新たな試験成績が追加され、7月初旬に24件のランダム化試験（対象患者3328人）のメタ分析結果が査読を経て、米国IDSAの「オープン・フォーラム・インフェクシャス・ディジージズ」誌にオンライン掲載されました[38]。

その中の11件の中等症／重症患者2127人を対象とする試験では、死亡率が56％軽減されるという結果が得られており、イベルメクチンの有効性が示されたと結論付けています。ただし、それらの試験には査読を受けていない試験成績も含まれています。

WHOのガイドラインの中で、イベルメクチンは臨床試験以外で使用することに反対であると書かれているので、ヒル博士は同論文に記述の結論の評価は、現在進行中の大規模な試験の結果を待つことにすると述べています。ヒル博士はWHOと関わりの深い立場にいるためか、論文発表においてはWHOのガイドラインに一応の節度を保った対応をしていることが推し測られる記述となっています。

この論文においては、結論と討論の間に齟齬が生じていますが、メタ分析の取りまとめ役のヒル博士としては、さまざまな試験成績を提供した研究者の協力に応えるためには、査読済み論文の掲載が優先されると考えて、齟齬を承知の上で論文掲載の判断を下したと推測されます。

3　イベルメクチンの新型コロナへの適応拡大

臨床試験の半数は検証試験である

イベルメクチンの新型コロナへの治験や臨床使用をめぐる最近の国際的な情勢を解説してきましたが、入手した数百件の情報を概観していて、極めて特異な傾向があることに気づきました。

イベルメクチンを新型コロナに対して臨床使用することを推奨している論文等の著者らは、全てが実際に患者の治療または濃厚接触者等の発症予防にイベルメクチンを投与して有効性と安全性に関する手応えを得ており、その有用性を提起しているのに対して、イベルメクチンの臨床使用に反対する論評や指針では実際の使用経験や治療成績が無く、臨床家ではない人たちが多数含まれており、ほとんどが机上の論議に基づいていることです。

例えば、公的機関に登録されているイベルメクチンの新型コロナに対する臨床試験を概観すると、8月下旬の114件の内59件が第3相試験となっていました。実際に臨床試験を遂行する目的が第2相までの探索ではなく、第3相の検証であることを考えると、有効性に疑いがあるという論議に費やす時間は無駄であると思われます。貴重な時間を、効率よく豊富な情報が得られるための論議に向けることを望みたいと思います。

そして、それ以上に大切なことは、現時点で症状が悪化し、多様な症状に苦しみ、人工呼吸器や体外式膜型人工肺（ECMO）の適応を受け、家族との面会も許されず、多種多様な後遺症に悩む新型コロナ患者をいかに治療し、いかに発症予防を行うかという論議ではないかと思います。

イベルメクチンの新型コロナに対する効果を、いかにして最大限に発揮させるか、その用法・用量の検討が急がれますし、その投与のタイミングや、複数回の投与であれば、何時、投与を終了するかという検討も必要と思われます。

緊急時使用許可（EUA）と適応外使用

新型コロナパンデミックにおいて、最も被害が大きかった米国では、有効な対応策を講じることができず、国民3億3000万人の13％以上に相当する4312万人以上が感染し、69万人を超える死亡者を記録（2021年9月20日現在）してしまいました。

米国では、HHSによる緊急時対応体制に基づく医薬品・医療機器の緊急時使用許可（EUA）制度によりヒドロキシクロロキンやレムデシビルおよび各種ワクチン等の使用が許可されてきましたが、新型コロナが抑制されて緊急事態から平時に戻った時点でEUA

指定は解除され、ＥＵＡ指定品目は使用できなくなります。このため、平時にも臨床で使用されることを希望する場合にはＥＵＡ指定期間中に臨床データを蓄積し、通常の手続きにより医薬品として承認を得る必要があります。既にレムデシビルは、10か国が参加する国際治験の成績に基づいてＦＤＡから通常の承認が得られており、ＥＵＡ指定は解除されています。

日本国内では、２０２１年6月8日に立憲民主党が通称「日本版ＥＵＡ整備法案」を衆議院に提出しました。この法案が成立すれば、ファビピラビル（アビガン）やイベルメクチンなど、既に新型コロナの治療において適応外使用されている医薬品に緊急使用の許可を与えることにより、自宅療養や宿泊療養の軽症患者への使用を容易にすることができます。万が一の副作用の発現に対しても、国の副作用救済制度の対象とすることが可能となります。

しかし、この法案も、9月半ばの段階では全く審議は行われていません。イベルメクチンの新型コロナに対する適応外使用は、依然として医師と患者の合意の上で行われ、副作用が生じた場合は処方した医師の責任が問われるという「不安定な状況」が継続しています。

イベルメクチンの新型コロナに対する適応拡大に関しては、日米欧のどの規制当局も先端を行こうとはしていません。いずれかの規制当局が承認するか、承認を拒否または使用禁止を決定することを、規制当局同士が待っている状況であると考えられています。

イベルメクチンの新型コロナに対する効果について、前代未聞とも言えるほど、多数の国から多数の肯定的な臨床成績が提示されていながら、従来の審査指針に従うと、即座に承認するほどの実証データではないとされています。しかし、全く否定しきれるほど不十分なデータでもないゆえに、規制当局は採否を決めかねている状況であると思われます。さらに、いまだに特定の臨床試験成績に基づく臨床適応承認の申請がなされてはおらず、日米欧の規制当局は正式な審査を行っていません。

正式な臨床適応申請は行われていないにもかかわらず、イベルメクチンはパンデミックへの緊急時対応として世界中で適応外使用が行われ、正式な適応承認が世論として求められている状況となっており、平時における医薬品規制に係る常識を超越した高度な判断が必要とされています。

2016年に米国で制定された「21世紀の医療に関する法律」では、正にこのような緊急時に、医療の現場で得られるエビデンスに基づいて、既存薬の適応外使用を公式に承認する方法の確立を求めているのであり、旧態依然たる医薬品の承認体制を超越した高度な判断が可能となる制度の試行と確立を求めているのです。

適応拡大への道は拓けるか

イベルメクチンを新型コロナの治療と発症予防に使用することに対して、なぜ、ここまで強固な否定論が繰り広げられるのでしょうか？

過去数十年間にわたって、世界各国で数十億回の投与が行われたことにより蓄積された安全性に関する信頼と、南米各国では処方箋が不要な一般薬として取り扱われるほどの入手の容易さと廉価さが、新型コロナのワクチンや新規抗ウイルス薬を開発しようとしている巨大製薬会社にとっては、新型コロナへの適応拡大を阻止したい理由になっていると考えられています。

また、世界各国で繰り広げられた医師主導型治験から得られた新型コロナ制御に係るイベルメクチンの有効性の情報が、従来の医薬品の開発研究に比べると正統から外れており、異端と見なされる状況があることも事実です。

従来の抗感染症薬の開発は、探索研究から基礎的活性評価研究（試験管内、動物実験）、薬物動態等の評価、投与法・投与量の検討、安全性と有効性に関する探索的な臨床研究、検証的な臨床研究という段階を経て得た最終評価成績を、医薬品規制当局に提出して承認審査を受けるという企業主導型の研究開発でした。

通常は数百億円の開発費用と8〜10年の開発期間がかかるのが一般的とされており、その経費は承認後の売り上げをもって補塡するという図式でした。

近年では、承認後の売り上げでは研究開発経費を補塡することができず、せっかく新薬承認を得ながら借入金を返済することができないために倒産する企業もあり、製薬企業による新薬の研究開発意欲が低下している傾向があります。

そのため、新薬の研究開発を促進・誘引するような行政上または財政上の政策も検討されてきましたが、一般的に抗感染症薬の研究開発意欲は低調のままでした。

そのような低迷状況の中で、今回の新型コロナパンデミックは、緊急時使用許可（EUA）という形で全く新規なワクチンやモノクローナル抗体の研究開発を促し、エボラ出血熱の治療薬として開発途上にあったレムデシビルの臨床導入という展開を通じて製薬業界を著しく活性化しました。

そのような新規抗感染症薬の研究開発に対する製薬業界の活性化が起きている最中に、数十年の使用に基づく安全性が保証されており、廉価なジェネリック品が数多く存在するイベルメクチンが新型コロナの治療薬として注目を集めているのです。

従来は医薬品の開発とは無縁であったような開発途上国における医師主導型で小規模な臨床試験成績が多数提示されて、新型コロナへの適応拡大が求められたとしても、従来の医薬品規制の信念に基づく規制当局としては、簡単に適応拡大の要請に応じられないことも理解はできます。

ワクチンとイベルメクチンは両立する

ここで、誤解のないように書いておきますが、筆者らは、いわゆる「ワクチン反対派」ではありません。現在までに開発されてきた新型コロナワクチンの使用に対して異議を唱える者ではありません。むしろ、感染症は予防こそが最も重要であるという信念のもとに、マスク着用や他人との間隔の確保に加えて、安全で有効なワクチンによる予防を支持しています。

その上で、不幸にしてワクチン接種の機会を得られない人々や、新型コロナに感染した人々および濃厚接触者のために、その治療と発症予防を目的とするイベルメクチンの有効な使用法の確立を望んでいるのです。

ワクチンの接種を推進している米国ＮＩＨも、イベルメクチンと他の既存の2薬剤を対象として1万5000症例規模の「ACTIV-6試験」を実施しています。その試験の実施理由として、ＮＩＨは軽症患者に対する治療薬の必要性を認識したことに加えて、現在の新型コロナワクチンには、（1）接種禁忌者の存在、（2）特殊な対象における安全性が未確認、（3）効果の持続期間が未確認、（4）抵抗性の変異株の出現、（5）入手できない国

/地域と対象者の存在、という5つの問題点があることを挙げています。

イベルメクチンが無効であるという証明はない

イベルメクチンが無効であることを主張する論評では、必ずと言えるほど、前述のJAMA誌に掲載されたコロンビアのロペス－メディィナ医師らによるプロトコル違反でランダム化も盲検性も破綻した論文か、CID誌に掲載された米国のローマン博士らのメタ分析に関する、結果と結論が不整合であり誤りが指摘されている論文のいずれかに基づいています。それ以外の、誰もが適切であると認めるような試験成績によるイベルメクチンが新型コロナに効果がないという根拠は見当たりません。

最近、ドイツのヴュルツブルク大学のマリア・ポップ博士らが発表した「コクラン・レビュー」でも「イベルメクチンの効果は認められない」という結論を述べていますが、前述したように世界では31件（患者6561人）のランダム化比較試験が行われているにもかかわらず、14件（患者1678人）のみを取り出して解析した結論であり、意図的（ピックチェリー）であるとの批判を受けています。

また、カナダのマクマスター大学のエドワード・ミルズ教授が率いてブラジルのミナスジェイラス州で実施した在宅の軽症患者を対象とする「TOGETHER治験」では、イベルメクチン投与群677人中の86人、プラセボ対照群678人中の95人が救急処置または入院処置を受けており、相対リスク比0・91であってイベルメクチンの効果が認められなかったので、治験を7月に打ち切ったと報告されています。

ところが、この治験では、南米ブラジルでの試験遂行にもかかわらず、試験前と試験中の「イベルメクチン服用」を禁止しておらず、プラセボ対照群の患者が一般薬局で市販のイベルメクチン製剤を服用した可能性が極めて高い上に、試験前にワクチン接種を受けたか否かの問題で、試験実施中にプロトコルを2回変更せざるを得なかった治験であり、その成績は信頼に値しないものと考えられています。

イベルメクチンが無効であったという試験成績は極めて少ないことについて、ネガティブな試験成績は公表されないから少ないとの指摘もあります。

これに対する反論は、現在の臨床試験は第3者による倫理上の審査を受けて行われるものであり、全ての試験は広く公開されているものであることです。試験に必要な経費の支給を受けることに伴う試験成績の公表の義務も負うことが多く、それ故に、ネガティブなデータが隠蔽されてしまう可能性は極めて低く、そのような理由によるバイアスはほとんどないと思われます。

イベルメクチンを「第2のヒドロキシクロロキン」と揶揄して、新型コロナへの適応拡大に反対する意見もあります。「ヒドロキシクロロキン」は抗マラリア薬であり、かつて米国FDAが十分な科学的裏付けが無いままに新型コロナへの緊急使用許可（EUA）を与えた医薬品です。しかし、その有効性の不確実さと副作用の問題から3か月余りでEUAが取り消されました。

しかし、イベルメクチンとヒドロキシクロロキンの間には何ら関係はなく、ヒドロキシクロロキンをめぐる経過を面白おかしくイベルメクチンにこじつけて、悪い印象付けを行おうとする意図とも思えます。

もし、イベルメクチンの有効性自体が、臨床試験におけるバイアスの積み重ねによる幻の効果であったとしても、臨床で広範に使用されるならば、その無効性が実証され、誰も使用しなくなるのではないかと思われます。

米国におけるイベルメクチンの処方実態

米国CDCが、2021年8月26日に公表した健康アラート[39]では、8月13日までの1週間に、全米の約4万9000店の調剤薬局で処方されたイベルメクチンは8万8000件を超えており、パンデミック以前の1週間の平均約3600件の24倍に達しているという記述がありました。

その8月13日までの1週間の新規感染者数は1日平均13万人でしたから、米国では新規感染者の9・7％の患者がイベルメクチンの適応外（オフラベル）処方を受けていることが分かり、意外に高い処方率であることに驚かされました。

ところが、米国医師会（AMA）、米国薬剤師会（APhA）および米国健康システム薬剤師会（ASHP）の3団体が共同で、新型コロナの予防もしくは治療のためにイベルメクチンをオーダーすることと、処方箋を発行することおよび処方することを強く反対するという声明を9月1日付で公表しました。

その理由として、WHO、米食品医薬品局（FDA）、国立衛生研究所（NIH）などが、イベルメクチンの新型コロナへの適応を認めておらず、臨床試験以外での使用に反対していることを挙げています。そして、これは過剰な情報になるのですが、イベルメクチンを新型コロナに使用すると吐き気、嘔吐、下痢を含む毒性の症候が現れる恐れがあり、過量の摂取は血圧降下や意識低下・錯乱・幻覚・発作・昏睡、さらには死亡という神経障害を起こすという警告を伝えています。イベルメクチンを危険な薬物であると印象付けようとする悪意のある行為と思われます。イベルメクチンの副作用としては服用後、ごく一部の人に下痢、発疹などの症状が出ることがありますが、いずれも軽い症状です。

イベルメクチンに代わる、明らかに有効な治療薬が存在しない現在、有効である可能性があるイベルメクチンを使用することにより、眼前の新型コロナ患者が重症化して不幸な転帰を迎えたり、長期間にわたる後遺症に悩んだりすることを避けることが医療に従事する者の倫理的な姿勢であると信じています。

米国公衆衛生局のデービッド・シェイム博士とは、イベルメクチンの新型コロナに対する最近の状況について、メールによる情報と意見交換を続けています。そのような情報交換を基にして、米国の研究者3人、オーストラリアの研究者1人との共著により筆者が著述したミニレビューが、査読を経て、7月23日にエルセビア社の「ニュー・マイクローブス・アンド・ニュー・インフェクションズ」誌に掲載[40]されました。多大な研究業績を有しており、活発な研究活動を続けている研究者により慎重な検討を重ねて著述したレビューであり、示唆に富む内容となっています。

また、極めて近い将来に複数の研究成果が報告されるという情報を得ており、イベルメクチンをめぐる新たな展開が期待されています。

第4章

イベルメクチンはなぜ新型コロナに効くのか

イベルメクチンの作用機序と臨床

花木秀明
鉄田徹
城幸督
向野賢治
上野高史
平畑光一

本章ではイベルメクチンの基礎から臨床効果までを説明します。

本章を読むと、イベルメクチンの多彩な効果に気づくと思います。多くの専門用語と、多彩な効果に惑わされてイベルメクチンの本質を見失う方がいるかもしれませんが、じっくりと読めば納得していただけると思います。

本章ではまず、イベルメクチンの新型コロナウイルスに対する作用として、細胞内への侵入を阻止する効果、さらに細胞内にウイルスが入ったとしても複製を阻害する効果の2段階で体内のウイルスを除去することを説明していきます。

さらに、イベルメクチンの抗炎症効果によって細胞に障害をもたらす炎症性サイトカインの抑制が確認されています。この効果によって、体内、特に肺の炎症が抑制されるメカニズムが指摘されています。イベルメクチンがなぜ新型コロナに効くかという「作用機序」の基礎と臨床を理解していただければ幸いです。

次は臨床効果です。

すでにイベルメクチンを使って治療している国内の医師が多数います。これまで書いてきたように、イベルメクチンが効くか効かないかをめぐっては世界中の研究者、規制当局を巻き込んだ大きな議論になっていますが、使っている医師から効かないとの話は聞きません。前述しましたように、むしろ使っていない医師が「耳学問」のみで効かないと言っている印象があります。効くか効かないか、本書の読者に判断していただきたいと思います。

新型コロナの後遺症に対するイベルメクチンの効果についても触れます。この後遺症は想像するよりもずっと重い症状を呈します。若者の死亡率は少ないのは事実ですが、若者でさえ長く苦しい後遺症に悩まされることがあるのも事実です。

なお、イベルメクチンの基礎研究も臨床研究も日々進んでいます。ここに記載した内容は2021年10月末のものとご理解ください。

細胞への吸着および侵入を阻害する

新型コロナウイルスの感染には、ヒト細胞膜上に存在するアンジオテンシン変換酵素2（ACE2）と呼ばれる受容体と、TMPRSS2と呼ばれるたんぱく質分解酵素が必須であることが明らかにされています[41]。

このACE2受容体に、新型コロナウイルスの外膜に存在する突起を持ったスパイクたんぱく質と呼ばれるたんぱく質が結合することで、ウイルスはヒト細胞に吸着されてしまいます。さらにヒト細胞膜に吸着したウイルスはエンドサイトーシスと呼ばれる細胞が細胞外の物質を取り込むシステムにより、細胞内に侵入することができます。

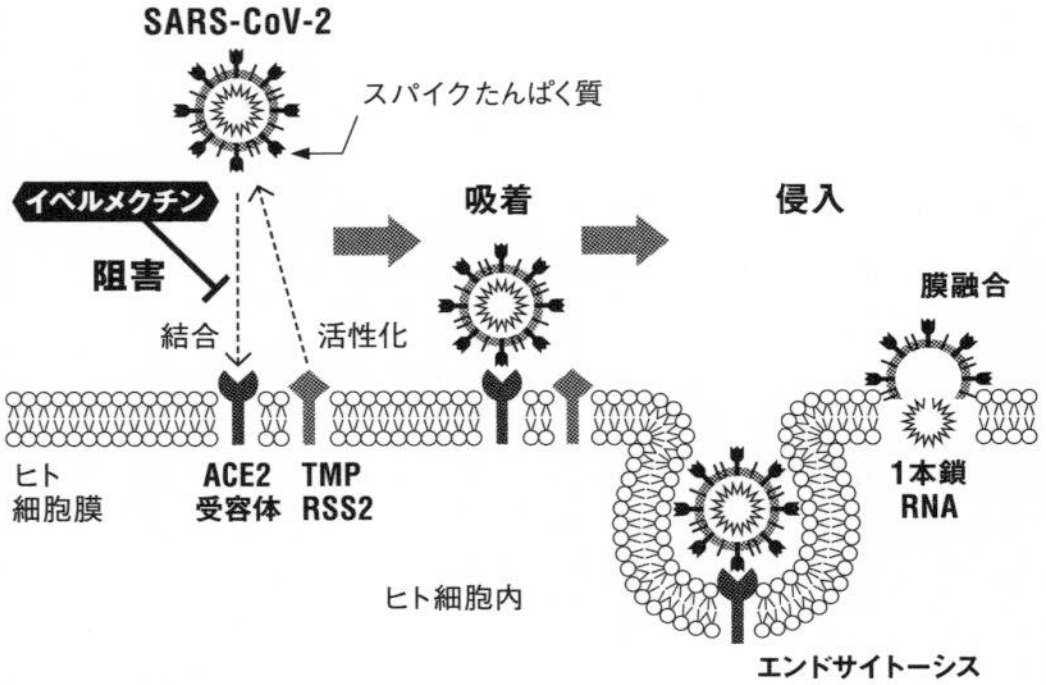

図1　細胞内への侵入阻害モデル図
（出典：筆者）

イベルメクチンはこのスパイクたんぱく質との結合を阻害することでウイルスのヒト細胞への吸着・侵入を阻害していると推定されています[42]。

またスパイクたんぱく質はフリンと呼ばれるヒトのたんぱく質分解酵素によって切断されてから、ヒト細胞膜上に存在するたんぱく質分解酵素TMPRSS2でさらに切断されます。この切断によってウイルスとヒト細胞膜の間で膜融合が起こり、結果としてウイルスのゲノムである一本鎖をなすＲＮＡ（リボースを糖成分とする核酸）が細胞内に侵入します。イベルメクチンはこの酵素の働きを阻害することでウイルスゲノムの細胞内侵入を阻害していると推定されています[43]。

ただし、イベルメクチンによるＡＣＥ２に対する作用は現時点ではコンピューターシミュレーションで推定されている段階であり、実際の受容体および酵素を用いた実験による実証が待たれています。

細胞内での複製を阻害する（メインプロテアーゼ阻害）

新型コロナ感染症を引き起こす新型コロナウイルスは、一本鎖RNAをゲノムとして持ち、ヒトの細胞に感染するとRNAゲノムからポリたんぱく質と呼ばれる巨大なたんぱく質が作られます。このポリたんぱく質が切断されバラバラになることで、それぞれがウイルスの増殖に必要なたんぱく質として働きます。このポリたんぱく質をバラバラに切断する働きをするのがメインプロテアーゼであり、プロテアーゼとは、たんぱく質を分解する酵素の総称です。

新型コロナウイルスは2つのプロテアーゼを持っており、ポリたんぱく質を切断する働きを担うキモトリプシン様プロテアーゼ（3CLpro）をメインプロテアーゼと呼びます。

メインプロテアーゼの働きを阻害すれば、ヒトの細胞に感染したウイルスの増殖を抑制できると考えられるため、メインプロテアーゼに作用する化合物の探索が進められています。このような化合物を見つけることができれば新型コロナの特効薬となることができます。

しかし、メインプロテアーゼに作用する化合物を一から見つけるには膨大な時間を必要とします。特効薬がないまま猛威を振るっている新型コロナを食い止めるには、素早く有効な医薬品を見つけることが求められています。既に何らかの治療薬として使用されてい

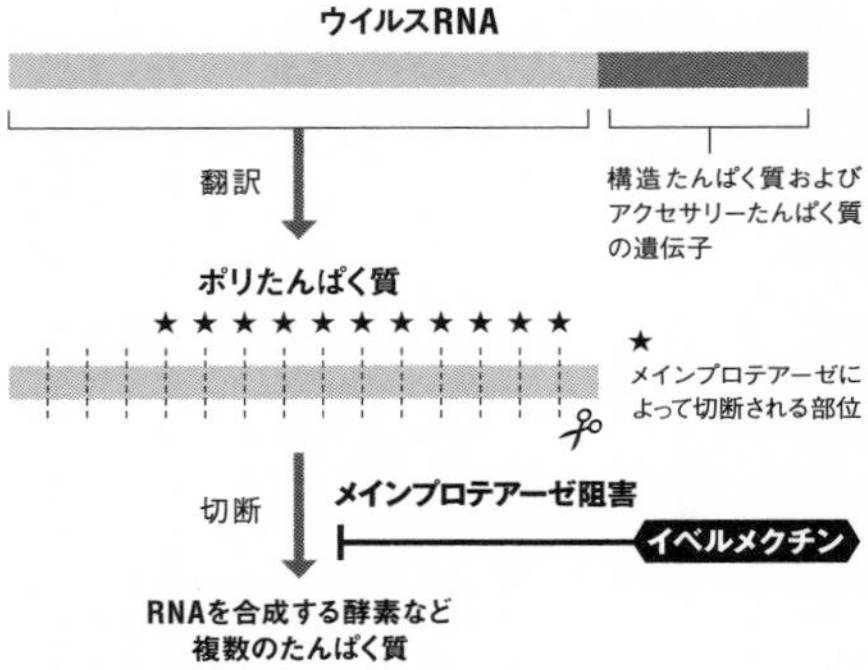

図2　メインプロテアーゼ阻害モデル図
（出典：筆者）

る医薬品から探すことができれば、人に対する安全性も確保されます。そのため、コンピューターシミュレーションを利用してメインプロテアーゼに作用する化合物の既存の医薬品からの絞り込みを行った結果、既にオンコセルカ症や疥癬の薬として副作用がほとんどないことが分かっていたイベルメクチンが候補として挙げられるに至りました。

実際にイベルメクチンが新型コロナウイルスのメインプロテアーゼに作用するか実験的に検証したところ、21マイクロモルという低用量でメインプロテアーゼの働きを85％阻害するという非常に強力な効果を発揮することが判明しています(44)。

さらにイベルメクチンは世界中で臨床的に治療効果を発揮するとするデータが蓄積されつつあり、メインプロテアーゼの働きを阻害してウイルスの増殖を抑える働きがあることが分かってきています。これゆえ、新型コロナの治療薬候補として期待されているのです。

インポーチン阻害

細胞内では、たんぱく質の核内への輸送と核外への輸送が常に行われています。細胞内でのたんぱく質の核内外輸送は、核局在化シグナルと呼ばれる機能を持っているたんぱく質がその役割を担っていることが知られています。核局在化シグナルとは、たんぱく質を細胞核へ輸送する目印となるアミノ酸配列のことで、核移行シグナルとも呼ばれます。

その核局在化シグナルを持つたんぱく質の中でも、インポーチンスーパーファミリーと呼ばれるたんぱく質は、たんぱく質を細胞核の中に運び込む役割を担う主要な輸送たんぱく質として知られています。α型とβ型が存在し、2つの同種の分子が物理的・化学的な力によってまとまった分子であるヘテロ二量体と呼ばれる形で存在しています。インポーチンα／βは核内へ荷物を運ぶいわばトラックのような機能を持ち合わせています。

ウイルス感染時には、宿主細胞に侵入したウイルスが、宿主細胞のたんぱく質であるインポーチンα／βに、自分のたんぱく質を「積み込む」ことで、細胞の内外をつなぐ穴である核膜孔と呼ばれる複合体を通って核にウイルスたんぱく質を運び込ませます。

核内に入ると、インポーチンα／βは切り離され、ウイルスたんぱく質は自由になり、宿主細胞の正常な働きを乗っ取り、宿主細胞の「抗ウイルス」反応を阻害するようになります。特に、インターフェロン（感染した細胞が周囲の細胞に感染を知らせるために放出する抗

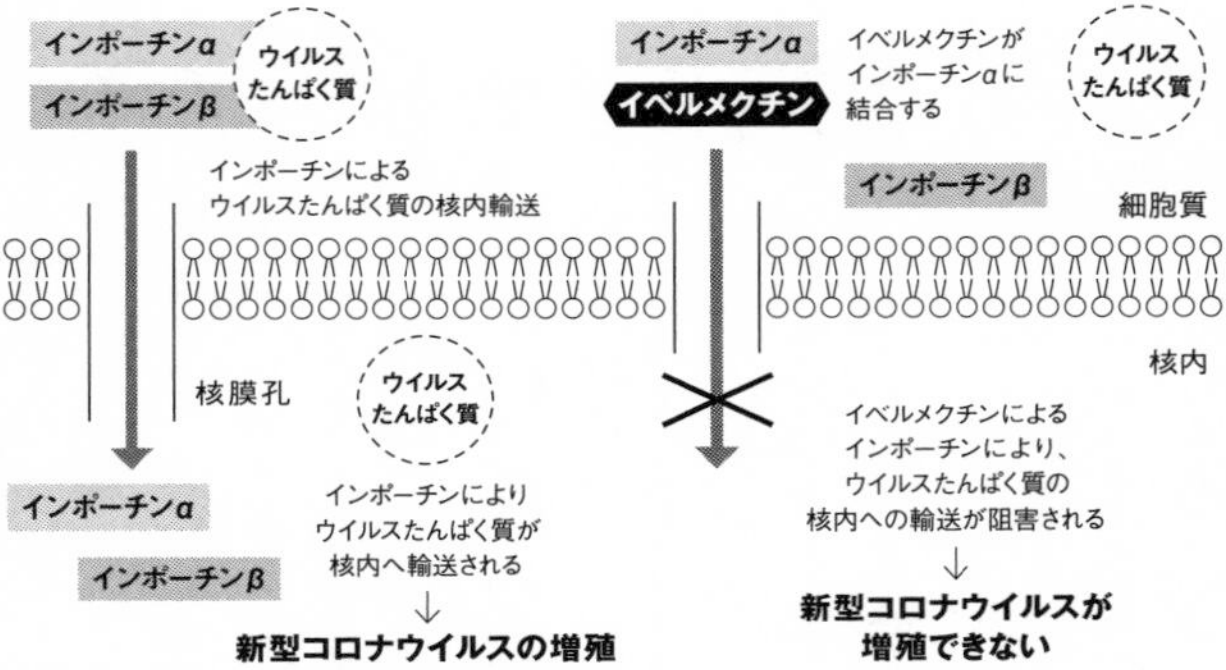

図3　インポーチン阻害の作用モデル図
（出典：筆者）

ウイルス物質）の放出を阻害し、宿主細胞の抗ウイルス反応を抑制するという仕組みになっています。その結果、周囲の細胞がウイルスの「無防備な犠牲者」となり、ウイルスは免疫細胞の監視を逃れて感染を続けられるようになります[45]。

イベルメクチンは、新型コロナウイルスが感染している場合、インポーチンα／βのうちインポーチンαに結合すると考えられています。インポーチンα／βのインポーチンαのみを標的にして結合し、インポーチンβとの相互作用を阻害することで、核内へ新型コロナウイルスのたんぱく質を運ぶトラックとしての機能を阻害できるようになると推定されているのです[46]。

したがって、新型コロナウイルスのたんぱく質が核内に入ることができなくなり、宿主細胞の正常な働きを乗っ取れなくなります。結果として、新型コロナウイルスが増殖できなくなってしまいます。これにより、宿主細胞は通常の抗ウイルス反応を行うことができるようになると考えられています。[47・48]

イベルメクチンによる抗炎症作用

さらにイベルメクチンには抗炎症作用があることが分かってきています。

イベルメクチンのような抗生物質はマクロライド系抗生物質と呼ばれます。マクロライド系抗生物質は抗菌薬として広く使用されてきましたが、抗炎症作用を有することが注目されるようになり、呼吸器疾患に対して少量長期投与による治療法も確立されています。「16員環マクロライド」という種類に分類される化合物であるイベルメクチンも抗炎症作用を有していることが実験的にも証明されています。

例えば、リポポリサッカライド（LPS）と呼ばれる炎症を誘発する細菌の成分をマウスに投与した実験において、イベルメクチンは炎症性サイトカインと呼ばれる腫瘍壊死因子やインターロイキン－1β（IL－1β）、インターロイキン－6（IL－6）の産生を抑制しました。[49]

さらに、動物の細胞表面にあるたんぱく質で、種々の病原体を感知して自然免疫を作動させる機能があるTOLL様受容体4（TLR4）からの細胞内へのシグナル伝達により、

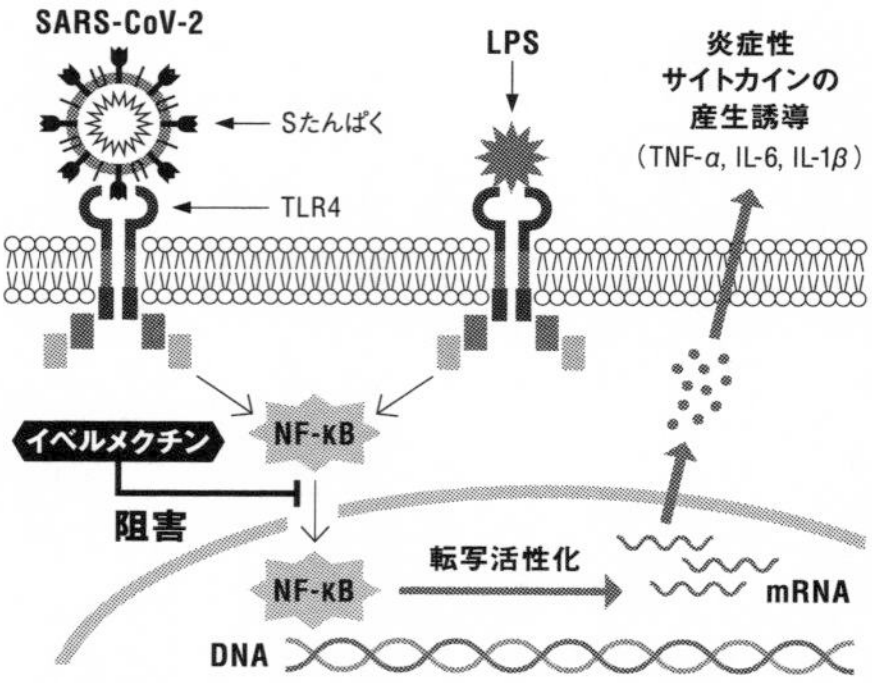

図4 抗炎症モデル図
（出典：筆者）

NF－κBと呼ばれる転写因子の細胞質から核内への移行を、イベルメクチンが阻害することも示されました[50]。転写因子とはDNAに特異的に結合するたんぱく質の一群を指します。このため、イベルメクチンは、転写因子として働くたんぱく質複合体NF－κBによるmRNAへの転写活性化を抑制する結果、炎症性サイトカインの産生を阻害すると考えられています。

新型コロナ感染症においては、過剰なほどの腫瘍壊死因子（TNF－α）やIL－6などの炎症性サイトカインの上昇が確認され、重症化するといわゆるサイトカインストーム（サイトカインの暴走）の状態が生じてしまいます[50・51]。さらに一部の新型コロナ患者において、急性呼吸促拍症候群（ARDS）と呼ばれる重篤な状態に進行してしまう場合があります。新型コロナウイルスは、ウイルスの表層にあるスパイクたんぱく質3分子が結合することで三量体を形成し、そのスパイクたんぱく質と前述した細胞表面にある受容体TLR4が結合することが報告されています[52]。その結果、新型コロナウイルスの感染により、自然免疫を発動させるＴＯＬＬ様受容体４（ＴＬＲ４）からのシグナルがＮＦ－κＢを介して伝達され、炎症を引き起こすサイトカインであるインターロイキン－１βやインターロイキン－６（ＩＬ－６）の遺伝子発現が誘導されることが示されました。

これらの反応経路が炎症性サイトカインの過剰産生を誘発し、サイトカインストームを生じさせている原因の１つとして考えられます。サイトカインストームとは激しい免疫反応で、さまざま炎症性サイトカインの血中濃度が上昇し、時に致死的な状態に至ります。

イベルメクチンは、転写因子であるＮＦ－κＢの核内移行を阻害することから新型コロナウイルスによるＴＯＬＬ様受容体４（ＴＬＲ４）を介した炎症反応に対しても抑制効果を示す可能性が示唆されています。

臨床報告1

イベルメクチンへの期待〜自宅／ホテル療養者に対する治療について

鉄田徹（医療法人オノダクリニック）

病態も複雑であり、治療法は限られている

新型コロナウイルス感染症（COVID-19）の流行はいまだ収まらず、国民生活や健康に大きな影響を及ぼしています。２０２１年８〜９月にかけて見られた第５波では、大阪府内の自宅またはホテルでの療養者数は１万８０００人を超える事態となりました。２０２１年９月末現在、新規感染者数は減少に転じていますが、変異株の動向を予測することは難しく、まだ安心できない状況が続いています。

約１年半以上にも及ぶCOVID-19の流行に関し、私が大きな課題だと考えているのは、軽症者に対する治療法が限られているという点です。

２０２１年７月に抗体カクテル療法が承認され、それまで対症療法のみにとどまっていた軽症例に対する治療選択肢が増えたことは大きな福音です。しかし、抗体カクテル療法

は軽症例すべてに実施されるわけではなく、50歳以上または重症化につながるリスク因子を有している症例に対して推奨される治療法となっています。現在の流行の主体が若年層であることを考えると、実際には感染初期に抗体カクテル療法の恩恵を受けることができない感染者は多いと考えられます。また、抗体カクテル療法を行ってから数時間は容体の観察が必要なため、すべての医療機関での実施が難しいという現状もあります。

COVID-19患者のなかには、自宅療養中に病状が急変したために救急搬送される、あるいはそのまま不幸な転帰をたどる、といった人もいます。また、いったん治癒したかに見えても、症状が遷延したり後遺症が残ったりするケースがあることも厄介な点です。抗体カクテル療法が承認されたとはいえ、その治療を受けられない症例が多いことを考えると、軽症者に対するさらなる治療手段が必要になると思われます。

多彩な作用機序を有するイベルメクチン

このような状況のなか、最近再び注目を集めているのがイベルメクチンです。2020年の春に、オーストラリアの研究チームがCOVID-19に対する基礎的有効性を報告[7]して以降、さまざまな報告がなされており、その多くが、イベルメクチンの有効性を肯定的に評価するものとなっています（少数ですが、否定する報告もあります）。

その背景にあると推測されるのが、イベルメクチンの多彩な作用機序です[53]（詳細は他稿に譲ります）。COVID-19では、まず体内でウイルスが増殖し、その後、免疫反応の異常が出現することが多いのです[54]。さらに、感染後期には免疫系の過剰な生体防御反応であるサイトカインストームが原因となり、致死的な急性呼吸器不全症候群を併発する可能性もあります[57]。そのサイトカインストーム発現の主体であるＩＬ－６の活性化がイベルメクチンによって抑制されるため[55]、炎症の鎮静化、すなわち重症化を防ぐことにつながる可能性が考えられます。

また、重症例では大量のＴｈ１７細胞が認められたとする報告もあることから[56・57]ＳＴＡＴ３活性化因子であるＩＬ－６を抑制することは重要で、後遺症にもつながる感染後期における炎症抑制にも効果があると期待されます[58]。

図５は、米国の医師の組織である「Front Line COVID-19 Critical Care Alliance」（ＦＬＣＣＣ）が発表しているCOVID-19の経過図です[59]。体内のウイルス量が減少してもその後に起こる免疫調整の不具合、すなわち自己免疫性の炎症が惹起され、それが重症化につながることが示唆されています[60]。イベルメクチンは、こうした経過のなかでさまざまな作用を現すと考えられているのです。

当クリニックでもイベルメクチン投与症例を経験

当クリニックでは第4波より、100例以上の症例（年齢は19〜81歳）に対してイベルメクチン（ストロメクトール）の適応外処方を行っています。イベルメクチンは、患者の体格や基礎疾患などを考慮の上、200〜400μg／kg／日を1〜5回投与とし、症例によってはマクロライド系抗菌薬との併用を行っています。そのうちの3例の経過を簡単に紹介したいと思います。なお、WBCとは白血球数、CRPとは炎症反応、Ct値とはPCR反応で陽性と判定された時の増幅サイクルのことです。Ct値はウイルス量が多くなるほど小さい数値となります。

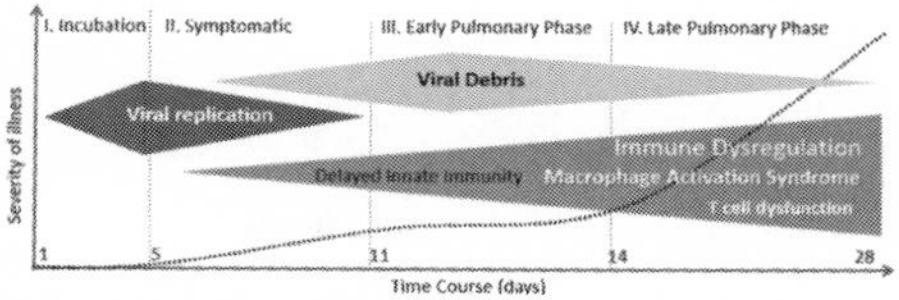

図5　COVID-19の臨床経過（概念図）
（出典：FLCCC Alliance. An overview of the MATH+, I-MASK+ and I-RECOVER Protocols, A Guide to the Management of COVID-19 [Jun.21, 2021]）

●症例1　40代男性　既往歴なし

受診日前日より発熱、全身倦怠感、味覚障害があり、受診日翌日にCOVID-19と診断される。その時点の主な検査数値は、WBC＝7000／μL（リンパ球17・3％）、CRP＝1・93㎎／dL、Ct値＝27・4であった。診断後すぐにイベルメクチンを内服（イベルメクチン単剤療法）したところ、2日後に解熱、改善した。

●症例2　60代男性　高血圧 糖尿病（HbA1c 8％以上）

受診日の2日前より発熱、咳、咽頭痛があり、受診日翌日にCOVID-19と診断される。WBC＝3000／μL（リンパ球43％）、CRP＝0・34㎎／dL、Ct値＝25・0であった。診断後すぐにイベルメクチンを内服（マクロライド系抗菌薬、亜鉛との併用療法）、2日後に解熱、改善した。

●症例3　50代女性　乳がん術後で治療中

当クリニック受診1週間前に、他院でCOVID-19と診断される。その時点から発熱（38～39度）があり、対症療法では解熱せず、関節痛、全身倦怠感も改善しなかったため、当クリニックのオンライン診察を受診。受診日にイベルメクチンを内服（マクロライド系抗菌薬、亜鉛との併用療法）したところ、翌日には解熱、改善した。

これら3症例は当院での経験の一部ですが、これまでの経験では、概ね前記のような改善が得られています。解熱までの時間は症例によって異なるものの、重症化は抑えられているものと考えられます。

重症化を防ぐために、かかりつけ医にもできることがある

COVID-19の流行期は患者数も多く、中等症以上の患者の治療に重きが置かれることは致し方ありません。しかし、前述したように軽症であっても病状が急変することもあるので、決して油断はできないのです。また、命に別状はなくても、ブレイン・フォグ（思考困難や記憶力低下など）、味覚障害、全身倦怠感、息切れなどの症状が長引き、QOL（生活の質）を著しく損なうケースもあります。自宅やホテルで療養する患者に対しては、対症療法だけではない治療を加えることで、1日も早い回復を目指すことが重要であると、日常診療のなかで痛感しています（かかりつけ医の選択肢も増えることを期待します）。

その1つの可能性がイベルメクチンの投与です。どのタイミングで投与すればよいのか、適正な投与量はどのくらいなのかなど、実際に使用する際の課題は残されており、また、イベルメクチンを投与した際のIL－6の変動と症状との間には相関があるのか、D－ダイマー（体内で血栓が形成されている、または形成された可能性の有無）にはどのような影響を及ぼすのか、なども検証していかなければならないでしょう。今後の研究の成果が待たれますが、少なくとも長年にわたり使用され、われわれ開業医も使い慣れているイベルメク

チンは、安全性も確立されている薬剤であることは確かです。

最後に、イベルメクチンの製薬メーカー主導である興和株式会社による臨床試験が開始されることも決まり、とても心強く思っています。本剤が生まれたこの日本からもエビデンスを発信することで、少しでも多くのCOVID-19患者の治療が進むことを期待したいと思います。

臨床報告2

城幸督、向野賢治、上野高史（福岡記念病院COVID-19治療チーム）

イベルメクチンはすでにオンコセルカ症などの適応薬として30年以上使用され、安全性についても実証されており、しかも低コストの薬剤です。

当院では2020年4月以降、軽症〜中等症患者を中心に新型コロナの診療を続けてきましたが、2021年4月にイベルメクチン（商品名ストロメクトール）の適応外使用が当院倫理委員会にて承認され、6月時点で二十数人の治療実績があります。この成績を基に、イベルメクチンの新型コロナに対する使用について、現在のわれわれの見解を述べたいと思います。

当院での治療症例

自験例は次のように3群に分類しました（各群7～8人程度）。（1）イベルメクチン単独投与で奏功した症例、（2）イベルメクチン単独投与で開始したが抗炎症剤（免疫抑制剤）の追加投与を必要とした症例、（3）最初からイベルメクチンと抗炎症剤（免疫抑制剤）を併用した症例。

各群について症例の一部を示します。

（1）イベルメクチン単独投与で奏功した症例（中等症Ⅰ）（図6）

42歳男性　2021年7月末に沖縄に出張し、出張先で会った人が新型コロナ陽性者であった。入院1週間前より37・6度の発熱、咽頭痛、咳嗽《がいそう》出現、翌日近医受診し、PCR検査陽性。自宅療養となったが、呼吸困難が出現し、当院入院となった。入院時酸素飽和度97％、胸部CTにて両肺にすりガラス陰影の多発を認めた。身長178センチ、体重

81・0キロ、BMI（肥満度、18～25未満が普通体重）25・8。イベルメクチン30ミリグラムを5日間投与開始したところ、翌日には解熱効果を認め、2日目には平熱に戻った。その後も順調に経過し、第8病日に退院となった。イベルメクチン投与による有害事象（副作用、臨床検査値異常）は認めなかった。

（2）イベルメクチン単独投与で開始したが抗炎症剤の追加投与を必要とした症例（中等症II）（図7）

60代の女性　入院8日前から発熱、乾性咳嗽、倦怠感、味覚障害軽度出現。夫が新型コロナ陽性であり、翌日本人も陽性となった。自宅療養していたが、発熱が続くために1週間後当院に入院した。BMI26・1。脂質異常症・糖尿病あり。胸部CTにて両側びまん性に気管支血管側周囲のすりガラス陰影を認めた。イベルメクチン隔日3回投与（初日体重1キログラム当たり0・4ミリグラム）、3日後、5日後、同0・2ミリグラムの投与を開始したが、発熱持続するので、2日後関節炎治療薬で新型コロナにも有効とされるトシリズマブ400ミリグラム投与、すぐに解熱し、その後も順調に経過し、10日目に退院となった。

（3）最初からイベルメクチンと抗炎症剤を併用した症例（中等症II）（図8）

40代の男性　入院1週間前に発症、入院時吐き気、頭痛、腰痛あり。BMI22・7。胸部CTにて両側の気道周囲に広がる気腔硬化を認めた。入院後イベルメクチン体重1キログラム当たり0・2ミリグラムを隔日3回投与、呼吸不全や気管支喘息などに用いられるメチルプレドニゾロン投与を開始したところ、順調に症状改善し、入院10日後に退院となった。

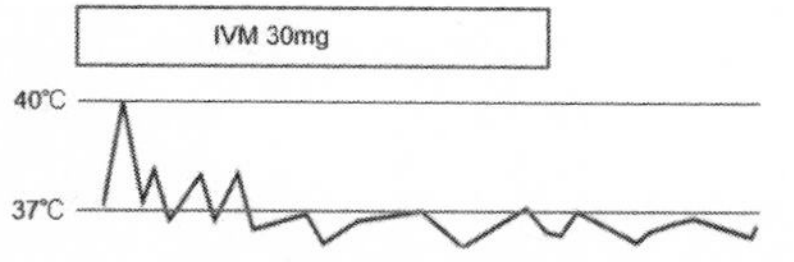

	day1	day2	day3	day4	day5	day6	day7
CRP	5.32	6.04	6.37		3.52		2.08
WBC	2590	3160	4720		4830		4120
PLT	12.6	13.7	17.0		21.0		30.5
D-dimer	1.6				2.8		4.0
LDH	496	477	466		326		288

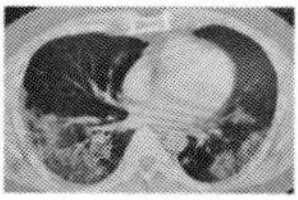

図6　イベルメクチン単独投与で奏功した症例(中等症Ⅰ)
(出典：福岡記念病院 COVID-19 治療チーム)

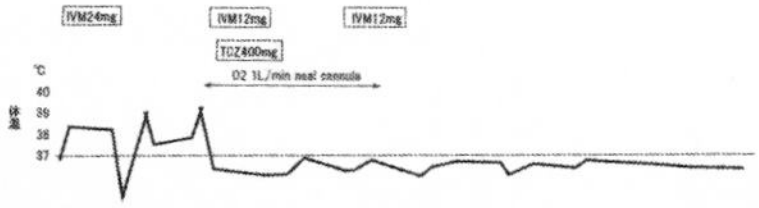

	day1	day2	day3	day4	day5	day6	day7	day8	day9	day10
CRP	8.39		15.03				1.49			0.38
白血球数	7010		11670				5410			4900
血小板数	13.9		18.1				29.1			29.9
D-ダイマー	1.8		2.3				2			1.4

図7　イベルメクチン単独投与で開始したが抗炎症剤の追加投与を必要とした症例(中等症Ⅱ)
(出典：福岡記念病院 COVID-19 治療チーム)

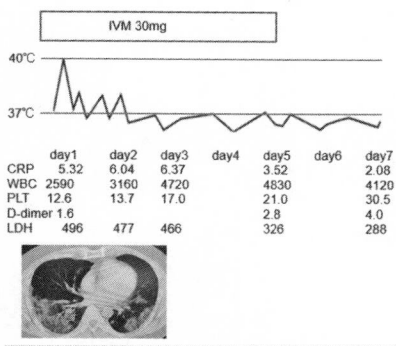

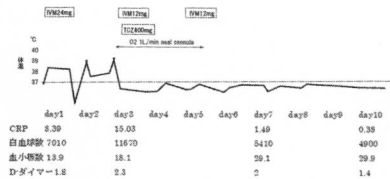

イベルメクチンは抗ウイルス剤なので、発症早期（ウイルス増殖期）の軽症例に投与を開始するのが望ましいのですが、抗炎症性サイトカイン作用もあるので、発症から7〜10日以降（炎症期）の中等症Ⅰ、Ⅱにも有効性を示すことを期待しています。投与法については、当院では体重1キログラム当たり0・2ミリグラムの隔日3回投与からコロナ治療を開始しました。この量での不応例もあることから、現在は体重1キログラム当たり0・3〜0・4ミリグラムを5日間連日投与しています。

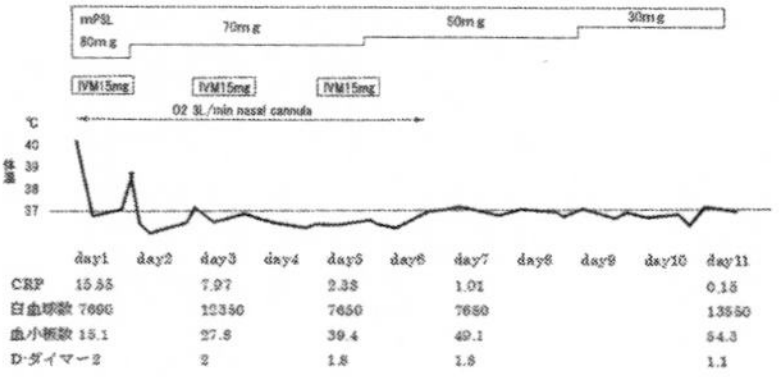

図8　最初からイベルメクチンと抗炎症剤を併用した症例（中等症Ⅱ）
（出典：福岡記念病院 COVID-19 治療チーム）

	投与量	投与方法
早期治療	0.2mg~0.4mg/kg/day	5日間連日投与
後期治療	0.4mg~0.6mg/kg/day	5日間連日投与
予防内服	0.2mg/kg/day	週1回投与

＊この数値は 2020 年 12 月発表のプロトコルによるものです。
＊デルタ株に対する FLCCC の最新のプロトコル（2021 年 10 月）では、曝露後予防 0.4mg/kg/day、外来治療 0.4–0.6mg/kg/day、入院治療 0.6–1.0mg/kg/day となっています。

表1　米国の新型コロナ救命治療最前線同盟（FLCCC）の推奨投与量
（出典：FLCCC）

表1に米国の新型コロナ救命治療最前線同盟（FLCCC）の推奨投与量を示しておき

ます。[61]

現時点でのイベルメクチン投与の考え方

COVID-19の病態は二相性に進展します。したがって、その治療は、感染の段階によって変化する複雑なものです。感染の前半（ウイルス増殖期）では抗ウイルス薬が必要であり、後半（炎症・血栓形成期）は抗炎症剤（ステロイド、抗炎症性サイトカイン薬など）、抗血栓剤の投与が必須です。[62]前半ではステロイドは使用しませんし、後半では抗ウイルス剤単独では無効です。本稿では多数の症例を提示できませんでしたが、抗ウイルス作用と抗炎症性サイトカイン作用のあるイベルメクチンは前半・後半どちらにも有用であると考えられます。当院の使用薬剤は225頁の表2に示しました。

日本感染症学会「ＣＯＶＩＤ－19に対する薬物治療の考え方　第6版[63]」の中で、「抗ウイルス薬等の対象と開始のタイミング」について、「無症状者や低酸素血症を伴わない軽症者では薬物治療は推奨しない」とあります。しかし、第7版では「ＣＯＶＩＤ－19では、発症後数日はウイルス増殖が、そして発症後7日前後からは宿主免疫による炎症反応が主病態であると考えられている」と改定され、抗ウイルス薬のタイミングを図に示し、「無症状／発症前、軽症」としています（図9）。一方で、本文の中では再び「中等症・重症の症例では薬物治療の開始を検討する。無症状者では薬物治療は推奨しない」と記述され、軽症者への薬物治療は省略されています。このような記述は判断を惑わせる可能性があり、改善の必要があります。

レムデシビルなどの薬は現在、中等症まで適応拡大しましたが、点滴静注剤であり、外来治療には適していません。また抗ウイルス剤でありながら、軽症への適応がありません。そのうえ極めて高価です（5日間投与で37・8万円）。

自宅・ホテル療養者の治療のためにイベルメクチンを含む経口薬を特例承認し、医師が安心して処方できる体制を整備していただきたいと思っています。経口薬による外来治療が全国に広がれば、自宅・ホテル療養者の重症化が予防され、入院ベッドの不足も解消されるのではないでしょうか。

われわれは今回新型コロナに対しイベルメクチンに一定の臨床効果があることを確認しました。今後も症例数を増やして、その適切な投与対象、投与量、投与のタイミングを検討していきたいと思っています。

重症度	酸素飽和度	臨床病態	当院使用の治療薬
軽症	SpO2 ≧ 96%	呼吸器症状なし or 咳のみで呼吸困難なし いずれの場合であっても 肺炎所見を認めない	ファビピラビル イベルメクチン
中等症Ⅰ 呼吸不全なし	93%<SpO2<96%	呼吸困難、肺炎所見	イベルメクチン レムデシビル デキサメタゾン トシリズマブ／バリシチニブ
中等症Ⅱ 呼吸不全あり	SpO2 ≦ 93%	酸素投与が必要	同上
重症		ICUに入室 or 人工呼吸器が必要	同上＋ステロイドパルス

※血栓形成が疑われる症例では、低分子ヘパリン（エノキサパリン）を投与している。

表2　重症度分類別治療法
（出典：福岡記念病院 COVID-19 治療チーム）

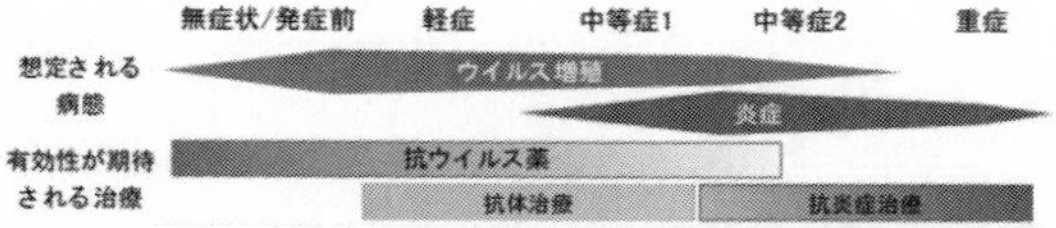

図9　COVID-19の重症度と治療の考え方
（出典：日本感染症学会）

後遺症――新型コロナ後遺症の概要

平畑光一（ヒラハタクリニック）

一般的に、新型コロナというと「肺炎」のイメージが強く、インフルエンザのように「治った後は元気になる」という印象を持たれている方も多いと思います。しかし、新型コロナウイルス感染の後、さまざまな症状が長く続くことが各国から報告され、世界保健機関（WHO）も「新型コロナウイルス感染症の診療上の長期的結果 改訂版」という資料を発表しています。[64]医学的には、今や「新型コロナ後遺症」の存在は常識になっています。

ただし、新型コロナに罹患した人すべてが「新型コロナ後遺症」になるわけではありません。論文によって後遺症の発症率にはかなりの幅がみられ、一番低いもので10％、最も高いものでは87・4％とされていますが、WHOの資料で採用されているのは、英国の国家統計局発表の10％です。[65]国内のデータとしては、和歌山県の調査で新型コロナウイルス感染者163人中75人になんらかの後遺症が見られたという報告があります。[66]多くの患者さんを診察させていただいた実感から言うと、感染者の半数前後に少なくとも軽微な後遺症があるものの、「仕事ができない」といった実生活に大きな支障をきたしている人は比較的少なく、専門外来での治療が必要になるレベルの後遺症患者さんは感染者の10%程度というのが実態に近いのではないかと思っています。

ちなみに日本では「新型コロナ後遺症」と呼称がほぼ統一されていますが、英語では「ロングCOVID」「新型コロナ後遺症」「新型コロナ後症候群」「急性症状後の新型コロナ状態」など、さまざまな呼称が乱立しています。

新型コロナの発症日、後遺症の発症日が明らかになっている当院の患者さん1353人の統計を見ますと、新型コロナが発症した後、そのまま症状が続いている方が1147人、いったん良くなった後、改めて後遺症が発症した方が206人でした。（2021年6月29日時点）。うち84・8%の人は新型コロナ発症後、そのまま症状が続いているパターンであり、その点では「ロングCOVID」が呼称としてよいようにも思えますが、約15%の人が該当しなくなってしまうのも、呼称として問題かもしれません。そう考えると、「急性症状後の新型コロナ状態」などが妥当なのかもしれません。

日本でも今後、呼称の問題が出てくるかもしれないと思っていますが、ただでさえ「新型コロナ後遺症」の一般での認知度がそこまで高くないことを考えると、あまりいろいろな呼称が出てくる事態は望ましくないようにも思えます。

後遺症の症状

新型コロナ後遺症の症状は非常に多岐にわたっており、205種類あるとしている論文もあるほどです[67]。当院の統計でも、倦怠感、気分の落ち込み、思考力の低下、頭痛など、さまざまな症状が見られています（表3）。表に載せたもの以外にも、血管の浮き・痛み、めまい、筋肉のピクつき（線維束収縮）、下痢、吐き気、皮疹、光がまぶしい、音が極端にうるさく感じる、月経不順、無月経、睾丸の痛み、性欲減退など、多様な症状を訴えておられる患者さんがいます。また、これらの症状が出たり消えたりして、「もぐらたたき」のような状態になることも多いのも特徴です。

これらの症状のうち、もっとも頻度が高くて、重症になりうるのが「倦怠感」です。ドライヤーを持っていられない、歯ブラシで歯を磨くのが重労働、というのは序の口で、本当に症状が重いと、体中が鉛のように重くなり、数時間の間、指一本動かすこともできなくなることもあります。

	有症状率（%）
倦怠感	93.8
気分の落ち込み	86.5
思考力の低下	82.8
頭痛	81.0
息苦しさ	77.2
体の痛み	75.5
不眠	72.8
動悸	70.8
食欲不振	64.3
発熱	60.6
嗅覚障害	49.8
脱毛	49.3
咳	49.3
味覚障害	44.0

表3　新型コロナ後遺症における各症状の有症率
（出典：ヒラハタクリニック）

息苦しさもかなりよく見られる症状です。新型コロナ自体は軽症で済んでしまった患者さんたちの場合、レントゲンやCTでは肺に異常が見られないことがほとんどなのですが。

新型コロナ後遺症の治療

新型コロナ後遺症の治療方法は、いまだに確立されたとは言えない状況です。海外では治験なども行われていますが、特効薬と言えるような薬はいまだに開発されておらず、多くの人が苦しんでいます。英国の新型コロナ後遺症外来では、瞑想などを通じた精神的なアプローチでのケアが広く行われているようです。

日本の後遺症外来では、漢方薬が広く使われています。また、上咽頭擦過療法（別名Bスポット療法）は50年以上前から耳鼻科で施行されてきた治療法ですが、新型コロナ後遺症の類縁疾患である筋痛性脳脊髄炎／慢性疲労症候群（ME／CFS）の治療として以前から効果が指摘されており、新型コロナ後遺症でも広く効果が見られています。市販のBCAAというサプリでも倦怠感や筋肉の症状には有効なことが多いようです。鍼灸《しんきゅう》も、一定の効果が認められることがあります。

薬品・施術	効果	費用	注意事項
イベルメクチン	呼吸苦その他に効くことあり	比較的安価	市場に出回っている数が少ない
上咽頭擦過療法	さまざまな症状に有効	1回数百円	出血、痛みがある
漢方薬	さまざまな症状に有効	保険であれば比較的安価	処方する医師の腕に左右される
BCAA	倦怠感、疲労、筋肉のピクつきに効くことが少なくない	毎日たくさん飲むと高価	特になし
鍼灸	痛み、筋肉のこわばりなどに効くことあり	自費で受けると高価	鍼灸師の腕に左右される
マインドフルネス	気持ちの落ち込みなどに有効な可能性	場合による	日本の臨床現場では指導を受ける場が少ない

表4　新型コロナ後遺症に対する各療法の特徴
（出典：ヒラハタクリニック）

後遺症とイベルメクチン

海外ではイベルメクチンが新型コロナ後遺症に対しても一部で使用されています。論文は非常に少ないのですが、グスタボ・アギーレ・チャン医師から査読前ながら論文が出ています[68]。33人の新型コロナ後遺症患者に2日続けてイベルメクチンを内服してもらったところ、94%に何らかの改善が認められたという結論になっています。

当院の新型コロナ後遺症外来でも、数人に対してイベルメクチンを試験的に投与してみたところ、一部の患者さんで呼吸苦に対しては速効性が認められました。ただし、ペルーの論文ほどには効かないように思えました。

イベルメクチンの投与を希望される患者さんは非常に多いので、もっと広く、多くの患者さんに処方したいところですが、日本では非常に入手困難な薬となってしまっており、その点が非常に大きな課題となっています。

前述の治療法について、簡単に表にまとめてみました（表4）。実際には、この他にもいろいろなサプリなどが併用されることも多いこと、対症療法で使われる薬も西洋薬を含め多数あること、開発途上の治療法も多くあることも付記しておきます。また、あくまでもこの表は2021年6月時点での私見をまとめたものであり、今後大きく変わっていく可能性があることはご了承ください。

科学的・臨床的な確認が重要

本章では、イベルメクチンの基礎から臨床効果までを記載しました。これらの基礎データも今後の研究によってさらに深まると思います。さらにイベルメクチンで治療された臨床例も増え、適切な用法・用量も見出されてくると思われます。また、後遺症は今後もさらに増え続けると予想され、国を挙げた対策が必要になると考えます。

イベルメクチンの新型コロナへの有効性を科学的・臨床的に確認していくことが、当面の間、私たちの仕事となりそうです。

最近の最大の朗報は、興和株式会社を中心としたイベルメクチンの治験が始まったことです。駆虫薬としての用法・用量ではなく、新型コロナウイルスに有効と考えられる用法・用量での治験になります。この結果に大きな期待を寄せています。

第5章

イベルメクチンの未来図

馬場錬成

世界保健機関（WHO）が新型コロナをパンデミックと宣言したのは、2020年3月11日でした。そのとき世界の感染は114か国・地域に広がり、感染者は約11万8400人、死者は約4300人に上っていました。折しもイタリア、イラン、韓国などで急増していた時期でした。

世界の日次統計を見ると最初の感染者ピークは2021年1月6日ごろで1日の新規感染者数は約78万6500人、次のピークは4月29日ごろで同約88万5000人でした。死亡者数の第1のピークは2021年1月26日の約1万8600人、第2のピークが4月29日ごろの約1万6500人でした。（いずれも各種調査データから）。

その後、新型コロナは収束に向かっているように見えた時期もありましたが、6月下旬から再び感染者数が頭をもたげてきました。

五輪開会時の日本はどうだったか

オリンピック開催をめぐって賛否両論真っ二つに分かれた日本は、2021年7月23日、無観客という異例の形で開会式を行いました。そのころ日本は1日当たりの新規感染者数が3週間にわたって平均2300人以上に増加しており、1日平均3900人以上の感染者数に至る第3のピークを迎えようとしていました。

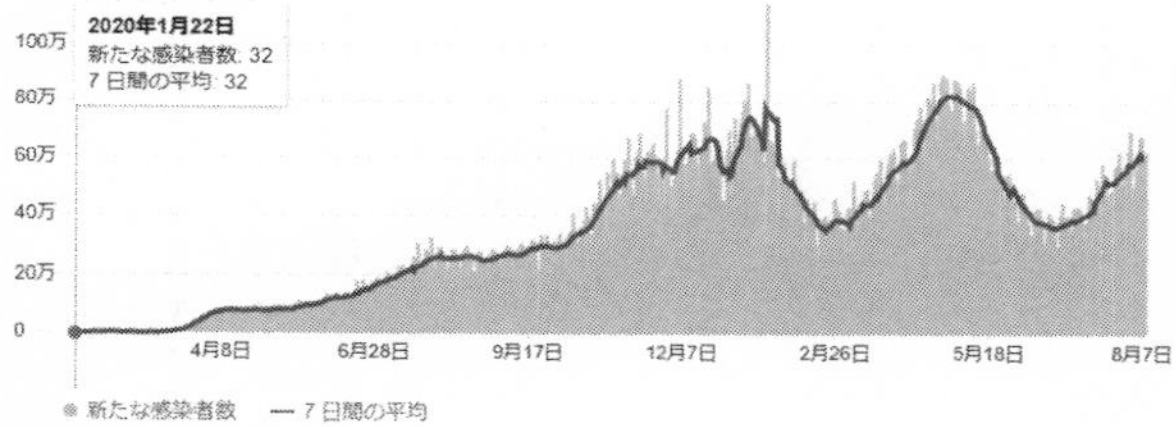

図1　全世界の感染者数の推移
（出典：Google / Wikipedia）

このグラフ（図1）は、グーグルが毎日更新して発表している新型コロナの統計情報で、提供元はウィキペディアとあります。世界各地の国と地域の感染状況が一目で見られるので便利です。各国の新型コロナの感染状況を見ているとこのウイルスは、あたかも世界を旅するかのように国々を渡り歩いているように見えます。

２０２１年7月23日、東京オリンピックが開会されたころ、急激に感染者数が増えたのはインドネシア、マレーシア、カンボジア、タイ、ミャンマー、バングラデシュ、韓国、日本などのアジア地域、さらに北アフリカと地中海沿岸地域のチュニジア、リビア、キプロス、イラク、クウェートでした。アフリカ大陸の南部の南アフリカ共和国、ジンバブエ、モザンビーク、ルワンダなども増加、中南米のキューバ、グアテマラも急増していました。

最近の感染者数の増加は、新型コロナウイルスの変異株が次々と出現し、感染力が増強されてきたためともいえそうです。

インドにおけるイベルメクチン

イベルメクチンは新型コロナの有効な治療薬もなく、ワクチン開発もまだ途上だった時期に一縷《いちる》の望みを託す動きの中で浮上しました。試験管レベルでは、新型コロナウイルスの増殖を阻止することが確認されていたためです。何よりもすでに抗寄生虫薬として承認された薬で、特許も切れたジェネリック医薬品として出回る安価な薬であり、副作用の報告もほとんどなかったからでもありました。

南米、中近東など主として途上国の医師たちから、臨床試験の結果をまとめた論文が次々と報告され、イベルメクチンへの関心が医療現場で急速に高まりました。早くからイベルメクチンの効果を信じて使用に踏み切ったのは、インド北部のウッタルプラデシュ州でした。約2億1700万人の人口を抱えるインド最大人口の州です。

2020年8月6日から州保健局はイベルメクチンを治療・予防に使えるように新型コロナガイダンスを改訂しました。その結果、急激に感染者数、死亡者数が減少しました。同州はその後も感染者数を抑えることに成功しています。インド全体を見ると、2021年3月ごろから、急激に感染拡大に転じました。後にインド由来のデルタ株とされる変異株の蔓延でまたたく間に急拡大していったのです。

医療現場が崩壊する都市が続出し、投与する医薬品や医療機器も不足していたため、ウッタルプラデシュ州以外にもイベルメクチン投与に踏み切る州などが出てきました。インドの首都で連邦直轄地のデリー（人口約1680万人）やインド西海岸中部の観光地のゴア州（同145万人）、ウッタラーカンド州（同約1010万人）、カルナータカ州（同約6400万人）にも広がりました。すると、急激に感染者数が減少に転じていきました。この間、インドで急速にワクチン接種が進んだという事実はなく、イベルメクチンの効果としか思えません。

その一方で、タミルナドゥ州（人口約7600万人）政府は、新型コロナ治療管理のプロトコルからイベルメクチンを削除し、医療施設では使えないようにしました。その結果、同州の感染者数は引き続き急激に増加していきました。

同州は、WHOの主任科学者であるスミヤ・スワミナサン博士の出身地であり、博士はたびたびイベルメクチン投与を認めない発言をしていました。博士の発言が州の政策に影響したとの推測が広がっています。

インド全体としてはピーク時からの急激な減少に転じており、イベルメクチンの投与が大きく貢献しているとして、米国の医師グループ・新型コロナ救命治療最前線同盟（FL

CCC）はホームページにグラフ（図2）を掲げています。

感染拡大もイベルメクチンで防御

インド株の猛威でピークを作ったインドが沈静化してきたことと交代するように、2021年夏にかけてインドネシアで感染拡大が始まりました。さらにマレーシア、イラン、タイが増加傾向へと転じるなど、新たなうねりが起きています。

この原因は、インド由来のデルタ株の拡大とされています。デルタ株はいずれ、英国由来のアルファ株と同じように従来株からほぼすべて置き換わるとみられています。

南米でもイベルメクチンの利用法によって大きな変化がありました。ペルーではマルティン・ビスカラ大統領がイベルメクチンの使用を推進してきましたが、2020年11月に辞任し、政府のイベルメクチンへの対応が変わったとたんに感染が急増しました。

ブラジルでは、サンタ・カタリーナ州、アマパ州、北リオグランデ州などでは、新型コロナ感染予防のためにイベルメクチンを配布しました。配布しなかった近隣の州と感染者、死亡者数を比べてみると、いずれも配布した効果が感染者の減少として数字にはっきり出ています。またイタジャイ市（人口約20万人）、ナタール市（同約100万人）でもイベルメクチンが市民に配布され、ここでも近隣の配布しなかった都市に比べて感染者、死亡者数

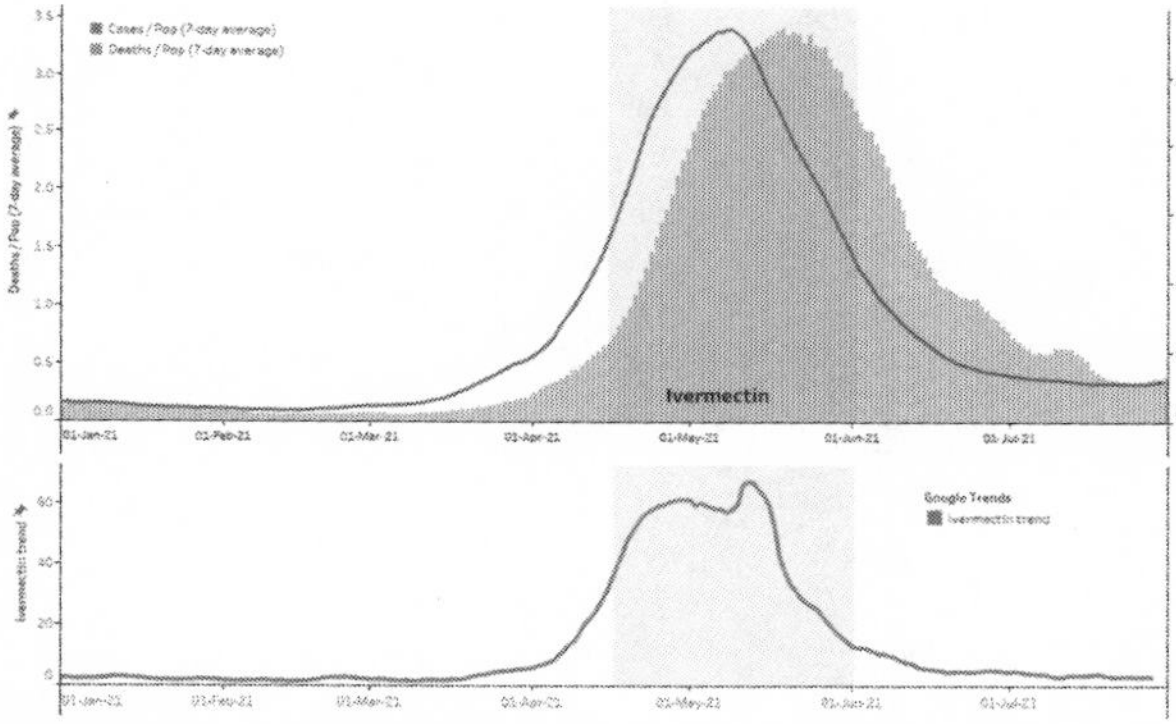

＊グラフ中央にivermectinとある強調部分のあと感染者・死亡者が急激に減少した。
図2　インドでのイベルメクチン投与
（出典：FLCCC）

が顕著に減りました。

　セアラ州パリャノ市（人口約9500人）の田舎で、2020年2月に新型コロナが発症しました。ブラジルで30年以上にわたってシャーガス病などの寄生虫病を研究しているNPO法人MAIKENの三浦左千夫理事長によると、現地の日本人医師は治療薬もないので、感染者にイベルメクチンを投与してきました。その結果、5歳から15歳までの20人の児童は、発症から2〜5日目（平均4日目）にイベルメクチンを服用したところ、全員が全快しました。また、16歳から87歳までの180人に発症から2〜8日目（平均7日目）にイベルメクチンを投与したところ、176人が全快し、入院した人は4人でした。

　カリブ海の国ハイチ（人口約1200万人）は、

リンパ系フィラリア症の予防のために毎年1 2 0万人にイベルメクチンを配布している国です。そのハイチでは、近隣の米国、ドミニカ共和国に比べて著しく新型コロナの感染者・死亡者数が少なくなっています。

ハイチとドミニカ共和国はイスパニョーラ島の西部3分1ほどがハイチで、東3分の2ほどがドミニカ共和国と、同じ島を分け合っている国同士です。ともに大統領を持つ民主主義共和国です。人口もハイチが約1 1 5 0万人、ドミニカ共和国が約1 1 0 0万人と似通っています。

にもかかわらず、2 0 2 1年9月17日現在、ドミニカ共和国の新型コロナの累積感染者数が約35万4 0 0 0人、死者が4 0 2 7人であるのに対し、ハイチの累積感染者数は約2万1 0 0 0人、死者は5 9 7人にとどまっています。ハイチの1人当たりのGDPは1 9 4 3米ドルなのに対してドミニカ共和国は、7 9 5 1米ドルとハイチをはるかに上回っています。経済力の差は医療事情にも直結します。しかし、感染者数は約17倍、死者は約7倍、ドミニカ共和国の方がハイチを上回っています。

両国の差はイベルメクチンによって生じたとしか考えにくい状況です。

アフリカの投与国と非投与国に大きな差

イベルメクチン投与国					イベルメクチン不投与国			
累計感染者数	10万人当たり感染者数	累計死亡者数	10万人当たり死亡者数		累計感染者数	10万人当たり感染者数	累計死亡者数	10万人当たり死亡者数
380,229	43	6,750	0.8	2020年9月28日	1,071,964	299	28,271	7.9
604,307	72	10,508	1.2	12月27日	2,018,157	364	51,727	14.5
911,983	102	14,921	1.7	2021年2月21日	2,907,536	811	86,060	24.0
1,086,329	121	17,420	2.0	3月30日	3,088,768	863	94,281	26.3
1,226,637	147	19,794	2.2	4月27日	3,270,185	913	100,030	27.9
1,294,803	145	21,567	2.4	5月25日	3,454,538	965	106,470	29.4
1,406,797	148	24,117	2.5	6月29日	4,031,566	1,126	117,537	32.8
1,980,122	208	35,766	3.8	9月25日	6,261,372	1,749	172,411	48.2

表１　アフリカにおけるイベルメクチン投与国と不投与国の新型コロナ感染状況（出典：WHO）

ＷＨＯは１９９５年から、オンコセルカ症（河川盲目症）の撲滅を目指して「アフリカ・オンコセルカ症対策計画」（ＡＰＯＣ）を展開し、23か国にイベルメクチンを無償で提供してきました。さらに蚊を媒体として寄生虫がヒトのリンパ系に入り込んで重篤なむくみ症状やリンパ系の障害を起こして死へつながるリンパ系フィラリア症（象皮症）の撲滅にも乗り出し「リンパ系フィラリア症集団医薬品管理戦略」（ＬＦ－ＭＤＡ）を展開し、29か国を対象にイベルメクチンを無償で投与してきました。

ＷＨＯがこの２つの熱帯病撲滅戦略でイベルメクチンを投与してきた国は合計32か国です。アフリカには、主権国家が54か国あり、投与されたケニア、ウガンダ、ガーナなど32か国に対して、不投与の国はエジプト、南アフリカなど22か国です。アフリカ北部と南部が不投与国で、アフリカ中部が投与国となっています。

イベルメクチンが投与された32か国と不投与の22か国の

新型コロナの感染者・死亡者数について、毎週、WHOが発表している各国の感染者・死亡者数と人口10万人当たりの数値を一覧表（表1）にしてみました。ざっと見ただけでも投与している国々の数字は不投与の国々に比べて明らかに低い数字になっています。投与・不投与の国の人口10万人当たりの数字を比べてみると、不投与国の死亡者数は投与国の約13倍も多いのです。

アフリカ全体でも新型コロナの感染者・死亡者数が少ないのは、こうした事情にあることを示唆しています。

2021年になって、不投与国だった南アフリカ、ジンバブエで新型コロナの感染者が急増する事態になりました。どちらも新型コロナの治療薬としてイベルメクチンを認めていなかったため、国民が闇市場で買うなど社会的な問題になりました。そこで国としても治療薬としてイベルメクチンを認めて投与することになり、感染拡大に歯止めをかけることに両国とも成功しています。

世界を席巻する変異株の出現

第4章で専門的に詳述したように、コロナウイルスがヒト細胞に侵入するとき、ウイルス表面にあるトゲ状の「スパイクたんぱく質」がヒトの細胞表面の受容体たんぱく質（アンジオテンシン変換酵素2＝ＡＣＥ2）に結合し、そこから細胞内へ侵入します。

細胞内では、ウイルスのＲＮＡの情報に従って、ウイルス自身を作成するたんぱく質を合成します。ＲＮＡは大量に複製され、たんぱく質とともに組み立てが進み、いわゆるコピー・ウイルスが大量に作成されます。そして、それが細胞外へ放出されていきます。この一連の過程のうち、ＲＮＡ複製のときに一定の確率でミスが発生します。ＲＮＡを構成する塩基の配列が変わることがあり、この現象を「変異」と呼んでおり、変異した遺伝子を持っているウイルスを変異株と呼んでいます。

1981年、アメリカで最初に報告され、世界に拡大して人々を恐怖に陥れたエイズ（後天性免疫不全症候群）も、新型コロナと同じＲＮＡ型ウイルスで、次々と変異株を生み出し、欧米、アジア、アフリカなど地域によってさまざまな変異株が広がりました。エイズの感染は、主として血液・体液を介するもので、予防方法もそれほど難しくありませんでした。しかし、新型コロナの場合は、おもに飛沫感染であるためマスク着用、ソーシャル・ディスタンス厳守、3密厳禁など社会活動や生活に密接に関わることから、防御方法もエイズの比ではなくなりました。

4つの主な変異株

厚労省など政府機関のこれまでの発表資料によると、国が監視を続けている主な変異株は、イギリス由来のアルファ株、南アフリカ由来のベータ株、ブラジル由来のガンマ株、インド由来のデルタ株があります（表2）。変異株が生まれると次々と従来株にとって代わるように感染を広げ、一般的に変異株は従来株よりも感染しやすく、罹患すると重症化しやすいと言われています。さらに免疫やワクチンの効果を低下させる可能性も指摘されています。

2021年4月中旬ごろから連日、1000人を超える感染者を出した大阪府など関西地域の場合、感染力が強く致死率は従来型の1・6倍とされるアルファ株が主流になったと言われています。しかしそのころの東京・首都圏では、感染力が従来と変わらず、変異株の由来などは不明とされていました。

このように変異株は、ある地域で広がり、別の地域ではそれほど広がらない場合、感染拡大状況が変わってきます。2021年7月現在で、22の変異株が報告されていますが、この数は時間とともに増えていくことになります。

政府が監視を続けている変異株のほかに感染状況を「注目」としている変異株が4種あげられています。英国由来のイータ株、米国由来のイオタ株、インド由来のカッパ株、コ

名称	最初の検出	主な変異	従来株と比べた感染性	重篤度（従来株比）	再感染やワクチン効果（従来株比）
アルファ株	2020年9月 イギリス	N501Y	5-7割程度高い可能性	1.4倍（40-64歳は1.66倍）と推定（入院・死亡リスクが高い可能性）	効果に影響がある証拠なし
ベータ株	2020年5月 南アフリカ	N501Y E484K	5割程度高い可能性	入院時死亡リスクが高い可能性	効果を弱める可能性
ガンマ株	2020年11月 ブラジル	N501Y E484K	1.4-2.2倍度高い可能性	入院リスクが高い可能性	効果を弱める可能性 従来株感染者の再感染事例の報告あり
デルタ株	2020年10月 インド	L452R	高い可能性	入院リスクが高い可能性	ワクチンと抗体医薬の効果を弱める可能性

表2　各種変異株の特徴
（出典：厚生労働省新型コロナウイルス感染症対策推進本部資料）

ロンビア由来のミュー株です。この中でも今後の拡大を警戒されているのがミュー株です。2021年9月7日現在、日本で2件の感染報告があり、世界では0・1％以下の感染状況です。しかし南米の一部で広がっており、これが世界に広がっていく心配が出ています。

人種特性による「弱点」？

赤血球の血液型は主としてA、B、AB、O型に分けられることは広く知られています。これをABO血液型と呼んでいますが、白血球にもHLA（ヒト白血球抗原）という血液型があります。白血球はいわば血液の工場である骨髄中で作られる血液細胞のことで、細菌、ウイルス、カビなどから身を守るために働いています。HLAは白血球だけでなく、ほぼすべての細胞と体液に分布していることも分かってきています。

この白血球血液型のうちHLA－24という血液型は、日本人のほぼ60％が持っています。変異株の中でもインド型のデルタ株に感染するとＨＬＡ－24の一部が変異してウイルスへの攻撃力が低下してしまうとされています。

デルタ株の変異を学術的に「Ｌ４５２Ｒ」と記述していることを各種報告資料でよく見かけます。この記述の真ん中の数字の４５２は、たんぱく質の４５２番目の意味で、アミノ酸がロイシン（Ｌ）からアルギニン（Ｒ）に変異したという意味になります。新型コロナウイルスでは、こうした変異が頻繁に起こっていると言われています。

ＨＬＡ－24は、アジア系の人種に多い白血球血液型であるため、ワクチンの効果の低下まで影響するようなら大きな問題になりうるとして専門家は注視しています。これとは逆に変異株の影響が確認されないものもあります。今後も新型コロナの感染が続く限り変異株と治療対応などの問題は避けられません。すでに接種されているワクチンは、今後出現するかもしれない変異株にも有効なのかどうか、心配は尽きません。

また、イベルメクチンは変異株にも有効なのでしょうか。イベルメクチンはその作用機序からみて、変異株にも有効性が高いと推察されますが、これらの問題は研究テーマとしても非常に興味深いものであり、今後の研究発展を見守りたいと思います。

これまで確認された変異株の伝播状況をみると、英国由来のアルファ株は、１７３か国・地域で報告がありました。南アフリカ由来のベータ株は１２２か国・地域に及んでいます。ブラジル由来のガンマ株は74か国・地域となっています。

そしてインド由来のデルタ株は、２０２１年6月から世界中に急激に拡大しており、７月上旬には日本を含む１０４か国・地域で確認されています。

このように変異株の感染力とこれを阻止するワクチンの接種状況やその効果次第で、新型コロナは終息に向かうのか再拡大に向かうのか不安定な状況が続きます。変異株の感染拡大の状況は、大きなうねりとなって地球を移動していくようにも見えます。

擡頭するアンチ・イベルメクチンの包囲網

世界中に拡大した新型コロナの、英国、南アフリカ共和国、ブラジル、インドを起源とする変異株の広がりを受け、世界の国々は数回にわたって感染症ピークを迎えました。医療現場は混乱し患者対応の施設は逼迫し、悲惨な状況を世界のメディアは発信してきました。

特効薬もない中、酸素吸入器などの医療機器も不足している途上国が、米国の新型コロナ救命治療最前線同盟（ＦＬＣＣＣ）や英国イベルメクチン推奨開発（ＢＩＲＤ）グループが推奨するイベルメクチンに頼ったのは当然でもありました。

医師主導のランダム化比較試験とそのメタ分析によって、イベルメクチンの効果は動かしようのない証拠（エビデンス）となり、予防効果への期待とあいまってイベルメクチンを採用する医療現場は拡大していきました。

ところがその拡大を阻止する役割を担ったのが、WHO、米国立衛生研究所（NIH）、米食品医薬品局（FDA）、欧州医薬品庁（EMA）など世界の公衆衛生のリーダーとなっているメジャーな機関でした。いずれもイベルメクチンは効果判定のエビデンスが不十分なので、臨床試験以外の使用は推奨しないという方針を掲げたのです。

パンデミック収束のため、こういった機関こそが協力体制を組んで、世界中でイベルメクチンの効果を判定するための臨床試験を主導してもいいはずですが、そのような活動抜きに「イベルメクチンの新型コロナへの効果は確認されていない」「安全性の面で問題もある」など「反イベルメクチン陣営」として結束したのです。

各国のマスコミも、一部の独立系メディアや週刊誌などを除き、多くの大手メディアは、これらの機関の声明を垂れ流すだけで、イベルメクチンに対する公正な論評は避けてきました。

ネット上のイベルメクチン攻撃始まる

21世紀に入ってから新聞を主要とする紙媒体のメディアの衰退が世界的に広がり、代わってインターネットを介したネットメディアが主流になってきました。新型コロナのあらゆる情報がネットを介して世界にリアルタイムで広がっており、イベルメクチンについてもネット情報が大きな力を発揮するようになっています。

ところが、２０２１年になってからイベルメクチンに関するネット上の情報をブロックする動きが始まり、急速に広がりつつあります。Facebook、YouTube などが、イベルメクチンのニュースや論評をブロックすることを始めているのです。

米ユタ州のソルトレイクシティ市に本拠を置き、２０１８年後半に独立資金で設立されたウェブサイト「トライアル・サイト・ニュース」は、公平性を強調する臨床研究報告を看板に掲げて毎日、医療ニュースを世界に発信、イベルメクチンに関するニュースも精力的に取り上げてきました。ウェブサイトの「トラフィック」や「トライアル・サイト・ニュース」が発する YouTube 映像の視聴者数は、毎日莫大な数に達していました。

２０２１年7月9日の「トライアル・サイト・ニュース」は「YouTube はトライアル・サイト・ニュースを標的にし、いくつかのニュース、ランダウン、エピソードをカット」というタイトルで、以下のように報じました。

「YouTube は、イベルメクチンがビデオのトピックになっているという理由だけで、複数の『トライアル・サイト・ニュース』のビデオを削除した。わが社は、いかなる場合も治療法としてイベルメクチンを推奨するものではないことを強調している。それはニュースサイトの役目ではないからだ。パージされた動画は、事実に基づいた関連性のある、最新の重要な情報を取り上げているだけだ」

「トライアル・サイト・ニュース」がYouTubeにアップし、削除された例は、ほかにも多数あると具体的な事例を挙げています。

その中にはドキュメンタリー番組としてYouTubeにアップされた「裁判官がイベルメクチンの投与を指示　80歳の母が自宅で元気に」というコンテンツも含まれていました。番組は、米国の患者の権利のために戦っている弁護士の仕事を紹介した内容でした。

日本にも飛び火

このイベルメクチン・パージは、日本にも飛び火しました。2021年6月27日に、医師であり大村智博士の高校の後輩でもある中島克仁衆議院議員（立憲民主党）が、大村博士と対談した様子がYouTubeにアップされました。

対談は、コロナ感染症の治療法確立のためのイベルメクチンの可能性、イベルメクチンなどを新型コロナに感染して自宅・宿泊施設で療養する患者のために使用する議員立法や、イベルメクチンの使用許可を求める日本版緊急使用許可（EUA）整備法案などについて語り合う内容でした。

ところがアップされた後、YouTube動画は削除され、画面には「この動画は、YouTubeコミュニティガイドライン違反のため削除されました」と表示されて観ることができなくなったのです。

そのコミュニティガイドラインを見ると、パージする理由として「パンデミックを通じて進化してきたCOVID-19（新型コロナウイルス感染症）の医学的に誤った情報に関するポリシーなど」が挙げられています。2人の対談が「医学的に誤った情報に関するポリシー」になると判断されたようですが、内容は事実に即した医学的な解説でした。

立ち上がったインド弁護士会

このようなイベルメクチンを否定する動きに対し、昂然と立ち向かったのがインド弁護士会（IBA）でした。2021年5月25日、同弁護士会はWHOの主任科学者でイベルメクチンの使用に反対するスミヤ・スワミナサン博士に法的通知（LEGAL NOTICE）を送付し、イベルメクチン使用を拒否する言動をやめるように「警告」しました。通知文書は、世界で発信されているイベルメクチンの治療・予防効果に関する多数の科学論文を根拠に挙げ、スワミナサン博士の刑事訴追も辞さないとする強いメッセージでした。

インドでは、前述したように21年3月ごろから爆発的に感染者数が増えて国中が大混乱に陥り、多くの州がイベルメクチンの配布・投与を決め、大きな効果を出し始めていた時に、スワミナサン博士は、イベルメクチンを治療に使うことを禁じるメッセージを発信した人物です。

弁護士会はこうした事情をとらえて、インドをはじめ多くの国でイベルメクチンを使用することに抵抗があるのは、WHOのチーフサイエンティストが「イベルメクチンの有効性を証明する膨大なデータを故意に無視して、薄っぺらな理由でイベルメクチンの使用に抵抗」してきたからだとし、イベルメクチンを否定することでスワミナサン博士は「悪意と下心を証明している」と述べています。

イベルメクチンはどこへ向かうのか

イベルメクチンをめぐる世界の動向はこの薬剤が新型コロナに有効かどうかという医学的テーマだけでなく、薬剤開発を展開する医薬品企業の思惑、それを監督する立場の政府機関、パンデミックの対応を迫られる国際機関と公衆衛生機関などの思惑が複雑に絡んで、見方によっては政治問題の様相を見せ始めています。

病気にかかった人の命を救うという究極の目的が1つにならず、歪められた判断や思惑にまみれ、様々な顔を見せるようになっています。

本書は、イベルメクチンのそもそもの発見物語から熱帯病の予防・治療に役立ってきた歴史と実情を報告しながら、イベルメクチンが新型コロナの予防・治療にも効果を示していることを、世界の医療現場と研究者の成果を分析して報告しました。本書の編著者の大村智博士、私を含む筆者たちは、いずれも政治的な動きとは無縁にイベルメクチンについて論じ、研究をしてきたメンバーです。科学研究者の立場での活動・分析内容を発信しただけでネットから削除されるということは、科学とは無関係な思惑と力が働いている証拠です。

新型コロナの特効薬はまだ存在していません。不幸にして感染し、改善しても後遺症に悩む患者も少なくありません。この後遺症にも、イベルメクチンが改善に役立っているという報告も出ています。さらにイベルメクチンには、アジュバント（Adjuvant）効果があるのではないかとの仮説も出ています。アジュバントとは、ラテン語の「Adjuvare（助ける）」に由来する言葉で、薬物による効果を高めたり補助したりする目的で併用される物質・成分を総称するものです。ワクチンの効き目を高めるのを示すことであり、アジュバントそのものを投与してもワクチン効果は得られません。

イベルメクチンをめぐる研究現場には、新たな課題が次々と提起されています。世界の多くのノーベル賞業績を調べてみると、ノーベル賞業績の先にその業績を発展させて次のノーベル賞が出ることが多くみられます。イベルメクチンは研究現場から見ても魅力あふれる物質です。イベルメクチンの先に新たな知見の発見が待ち構えており、その成果で新たなノーベル賞が出るのではないか。それは人の命を救うという目的がさらに拡充されることを意味します。イベルメクチンには、そう予感させるだけの魅力があるのです。

文献一覧

(1) Omura S. Microbial metabolites:45 years of wandering, wondering and discovering. *Tetrahedron*. 2011; 67: 6420-6459

(2) The Nobel Prize in Physiology or Medicine 2015, Satoshi Ōmura "for their discoveries concerning a novel therapy against infections caused by roundworm parasites." https://www.nobelprize.org/prizes/medicine/2015/omura/facts/

(3) Ōmura S, Crump A. The life and times of ivermectin — a success story. *Nature Rev Microbiol*. 2004; 2: 984-989

(4) Saito A. Strongyloidiasis: Epidemiology, clinical manifestations and new methods for diagnosis and treatment. *J Infect Chemother*. 1995; 1: 98-106

(5) Ōmura S. Ivermectin: 25 years and still going strong. *Int J Antimicrobial Agents*. 2008; 31: 91-98

(6) Ōmura S. A splendid gift from the earth: The origins and impact of the avermectins (Nobel Lecture). *Angew Chem Int Ed*. 2016; 55: 10190-10209

(7) Caly L, Druce JD, Catton MG, Jans DA, Wagstaff KM. The FDA-approved drug ivermectin inhibits the replication of SARS-CoV-2 *in vitro*. *Antivir Res*. 2020; 178: 104787

(8) Yagisawa M, Foster PJ, Hanaki H, Ōmura S. Global trends in clinical studies of ivermectin in COVID-19. *Japn J Antibiot*. 2021; 74: 44-95

(9) 八木澤守正、Patrick J Foster、花木秀明、大村智。イベルメクチンのCOVID-19に対する臨床試験の世界的動向。*Japn J Antibiot.* 2021; 74: 1-43
(10) Kory P, Meduri GU, Varon J, Iglesias J, Marik PE. Review of the emerging evidence demonstrating the efficacy of ivermectin in the prophylaxis and treatment of COVID-19. *Amer J Therapeut.* 2021; 28(3): e299-e318
(11) Bryant A, Lawrie TA, Dowswell T, Fordham EJ, Mitchell S, Hill SR, Tham TC. Ivermectin for prevention and treatment of COVID-19 infection: A systematic review, meta-analysis, and trial sequential analysis to inform clinical guidelines. *Amer J Therapeut.* 2021; 28(4): e434-e460
(12) Wagstaff KM, Sivakumaran H, Heaton SM, Harrich D, Jans DA. Ivermectin is a specific inhibitor of importin α/β-mediated nuclear import able to inhibit replication of HIV-1 and dengue virus. *Biochem J.* 2012; 443: 851-6
(13) Ghosh R, Das S. A brief review of the novel coronavirus (2019-nCOV) outbreak. *Glob J Res Anal.* 2020; 9(2). DOI: 10.36106/gjra
(14) 厚生労働省：新型コロナウイルス感染症を指定感染症として定める等の政令（令和2年1月28日政令第11号）
(15) Munster VJ, Koopmans M, van Doremalen N, van Riel D, de Wit E: A novel coronavirus emerging in China — Key questions for impact assessment. *N Engl J Med.* 2020; 382: 692–4. DOI: 10.1056/NEJMp2000929

(16) Centers for Disease Control and Prevention: COVID-19. Emerging SARS-CoV-2 variants. Updated January 28, 2021. https://www.cdc.gov/coronavirus/2019-ncov/more/science-and-research/scientific-brief-emerging-variants.html
(17) U.S. Food and Drug Administration: Emergency Use Authorization (EUA). https://www.fda.gov/emergency-preparedness-and-response/mcm-legal-regulatory-and-policy-framework/emergency-use-authorization#abouteuas
(18) 厚生労働省「新型コロナウイルス感染症診療の手引き 第5・3版」https://www.mhlw.go.jp/content/000825966.pdf
(19) Rajter JC, Sherman MS, Fatteh N, Vogel F, Sacks J, Rajter JJ: Use of ivermectin is associated with lower mortality in hospitalized patients with coronavirus disease 2019. The ivermectin in COVID nineteen study. *Chest.* 2021; 159 (1): 85–92.
(20) Authenticated U.S. Government Information: 21st Century Cures Act. Public Law 114–255, 114 Congress. Dec. 13, 2016. https://www.govinfo.gov/content/pkg/PLAW-114publ255/pdf/PLAW-114publ255.pdf
(21) Outpatient treatment for SARS-CoV-2 infection, a factional randomized trial. University of Minnesota. https://covidout.umn.edu/
(22) A clinical research study. U.S. Department of Health and Human Services. https://combatcovid.hhs.gov/joinaclinicaltrial/activ-6

(23) Platform Randomised Trial of Treatments in the Community for Epidemic and Pandemic Illnesses. https://www.principletrial.org/

(24) Ivermectin for COVID-19: real-time meta analysis of 64 studies. Covid Analysis, Sep 22, 2021, Version123. https://ivmmeta.com/

(25) FLCCC Alliance Statement on the Irregular Actions of Public Health Agencies and the Widespread Disinformation Campaign Against Ivermectin. PUBLIC STATEMENT | May 12, 2021. FLCCC Alliance, Inc. https://covid19criticalcare.com/videos-and-press/flccc-releases/flccc-alliance-statement-on-the-irregular-actions-of-public-health-agencies-and-the-widespread-disinformation-campaign-against-ivermectin/

(26) FLCCC Alliance. June 5, 2021 Letter to the Japanese Olympic Committee. https://covid19criticalcare.com/videos-and-press/letters-to-world-leaders/june-5-2021-joint-statement-for-japanese-olympic-committee/

(27) Bryant A, Lawrie TA, Fordham EJ. Ivermectin for Prevention and Treatment of COVID-19 Infection: A Systematic Review, Meta-analysis, and Trial Sequential Analysis to Inform Clinical Guidelines. *Am J Ther*. 2021 Jun 21;28(4):e434-e460. doi: 10.1097/MJT.0000000000001402.

(28) Merck Sharp & Dohme Corp. Merck Statement on Ivermectin use During the COVID-19 Pandemic. February 4, 2021 11:45 am ET. https://www.merck.com/news/merck-statement-on-ivermectin-use-during-the-covid-19-pandemic/

(29) FLCCC Alliance Response to Merck's public statements on ivermectin's efficacy in COVID-19. PUBLIC STATEMENT | February 7, 2021. FLCCC Alliance, Inc. https://covid19criticalcare.com/wp-content/uploads/2021/02/FLCCC-Alliance-Response-to-Merck-statements-on-ivermectin-in-Covid19-Feb7-2021.pdf

(30) Therapeutics and COVID-19: living guideline. 6 July 2021 | COVID-19: Clinical care. World Health Organization. https://www.who.int/publications/i/item/WHO-2019-nCoV-therapeutics-2021.2

(31) Why You Should Not Use Ivermectin to Treat or Prevent COVID-19. Consumer Updates. Food & Drug Administration. March 5, 2021. https://www.fda.gov/consumers/consumer-updates/why-you-should-not-use-ivermectin-treat-or-prevent-covid-19

(32) Infectious Diseases Society of America Guidelines on the Treatment and Management of Patients with COVID-19. Version 3.8.0, February 5,2021. Infectious Diseases Society of America (IDSA). https://www.idsociety.org/globalassets/idsa/practice-guidelines/covid-19/treatment/idsa-covid-19-gl-tx-and-mgmt-v3.8.0-.pdf

(33) López-Medina E, López P, Hurtado IC, Dávalos DM, Ramirez O, Martínez E, et al. Effect of Ivermectin on Time to Resolution of Symptoms Among Adults with Mild COVID-19 : A Randomized Clinical Trial. *J Am Med Assoc*. 2021 Apr 13;325(14):1426-1435.

(34) Scheim DE, Hibberd JA, Chamie-Quintero JJ. Protocol violations in López-Medina et al.: 38 switched ivermectin (IVM) and placebo doses, failure of blinding, widespread IVM sales OTC in Cali, and

nearly identical AEs for the IVM and control groups. OSF preprint. March 9, 2021. https://osf.io/u7ewz/

(35) Roman YM, Burela PA, Pasupuleti V, Piscoya A, Vidal JE, Hernandez AV. Ivermectin for the treatment of COVID-19: A systematic review and meta-analysis of randomized controlled trials. *Clin Infect Dis.* 2021 Jun 28;ciab591. doi: 10.1093/cid/ciab591.

(36) Neil M, Fenton N. Bayesian Hypothesis Testing and Hierarchical Modeling of Ivermectin Effectiveness. *Am J Ther.* 2021 Sep-Oct 01;28(5):e576-e579. doi: 10.1097/MJT.0000000000001450.

(37) de Melo GD, Lazarini F, Larrous F, Feige L, Kergoat L, Marchio A, et al. Anti-COVID-19 efficacy of ivermectin in the golden hamster. bioRχiv preprint, November 22, 2020. doi: https://doi.org/10.1101/2020.11.21.392639

(38) Hill A, Garratt A, Levi J, Falconer J, Ellis L, McCann K, et al. Meta-analysis of randomized trials of ivermectin to treat SARS-CoV-2 infection. *Open Forum Infect Dis*, ofab358. https://doi.org/10.1093/ofid/ofab358

(39) CDC Health Alert Network. Rapid Increase in Ivermectin Prescriptions and Reports of Severe Illness Associated with Use of Products Containing Ivermectin to Prevent or Treat COVID-19. August 26, 2021, 11:40 AM ET. The Centers for Disease Control and Prevention (CDC). https://emergency.cdc.gov/han/2021/pdf/CDC_HAN_449.pdf

(40) Santin AD, Scheim DE, McCullough PA, Yagisawa M, Borody TJ. Ivermectin: a multifaceted drug of

Nobel prize-honoured distinction withindicated efficacy against a new global scourge, COVID-19. *New Microbe and New Infect*, 2021;43:100924. https://doi.org/10.1016/j.nmni.2021.100924

(41) Hoffmann M, Kleine-Weber H, Schroeder S, Kruger N, Herrler T, Erichsen S, et al. SARS-CoV-2 cell entry depends on ACE2 and TMPRSS2 and is blocked by a clinically proven protease inhibitor. Cell. 2020; 181: 271-80

(42) Lehrer S, Rheinstein PH. Ivermectin docks to the SARS-CoV-2 spike receptor-binding domain attached to ACE2. In vivo. 2020; 34: 3023-26

(43) Eweas AF, Alhossary AA, Abdel-Moneim AS. Molecular docking reveals ivermectin and remidesivir as potential repurposed drugs against SARS-CoV-2. Front. Microbiol. 11:592908. doi: 10.10.3389/fmicb.2020.592908

(44) Mody V, et. al., *Commun. Biol.* 2021, 4, 93. doi: 10.1038/s42003-020-01577-x.

(45) Fulcher A, Jans DA. Regulation of nucleocytoplasmic trafficking of viral proteins; an integral role in pathogenesis? *Biochim Biophys Acta.* 2011, 1813, 2176-2190.

(46) Yang SNY, Atkinson SC, Wang C, Lee A, Bogoyevitch MA, Borg NA, Jans DA. The broad spectrum antiviral ivermectin targets the host nuclear transport importin *α*/*β*1 heterodimer. Antivir Res. 2020, 177, 104760.

(47) Konno Y, Kimura I, Uriu K, Fukushi M, Irie T, Koyanagi Y, Nakagawa S, Sato K. SARS-CoV-2 ORF3b is a potent interferon antagonist whose activity. bioRχiv. 2020, celrep, 2020, 108185.

(48) Yang D, Chu H, Hou Y, Chai Y, Shuai H, Lee AC, Zhang X, Wang Y, Hu B, Huang X, Yuen TT, Cai JP, Zhou J, Yuan S, Zhang AJ, Chan JF, Yuen KY. Attenuated interferon and proinflammatory response in SARS-CoV-2-infected human dendritic cells is associated with viral antagonism of STAT1 phosphorylation. *J. Infect. Dis.* 2020, 222, 734-745.

(49) Zhang, X., Song, Y., Ci, X., An, N., Ju, Y., Li, H., Wang, X., Han, C., Cui, J., and Deng, X. (2008) Ivermectin inhibits LPS-induced production of inflammatory cytokines and improves LPS-induced survival in mice. Inflamm. Res. 57, 524-529.

(50) Chen, X., Zhao, B., Qu, Y., Chen, Y., Xiong, J., Feng, Y., Men, D., Huang, Q., Liu, Y., Yang, B., Ding, J., and Li, F. (2020) Detectable Serum Severe Acute Respiratory Syndrome Coronavirus 2 Viral Load (RNAemia) Is Closely Correlated With Drastically Elevated Interleukin 6 Level in Critically Ill Patients With Coronavirus Disease 2019. *Clin. Infect. Dis.* 71, 1937-1942.

(51) Huang, C., Wang, Y., Li, X., Ren, L., Zhao, J., Hu, Y., Zhang, L., Fan, G., Xu, J., Gu, X., Cheng, Z., Yu, T., Xia, J., Wei, Y., Wu, W., Xie, X., Yin, W., Li, H., Liu, M., Xiao, Y., Gao, H., Guo, L., Xie, J., Wang, G., Jiang, R., Gao, Z., Jin, Q., Wang, J., and Cao, B. (2020) Clinical features of patients infected with 2019 novel coronavirus in Wuhan, *China. Lancet.* 395, 497-506.

(52) Zhao, Y., Kuang, M., Li, J., Zhu, L., Jia, Z., Guo, X., Hu, Y., Kong, J., Yin, H., Wang, X., and You, F. (2021) SARS-CoV-2 spike protein interacts with and activates TLR41. Cell Res.

(53) Zaidi AK, Dehgani-Mobaraki P.　The mechanisms of action of Ivermectin against SARS-CoV-2: An

evidence-based clinical review article. *J Antibiot.* 2021; 15: 1-13.

(54) Subbarao K, and Mahanty S, Respiratory Virus Infections: Understanding COVID-19. *Immunity* 2020; 52: 905-909.

(55) Hirano T, Murakami M. COVID-19: A New Virus, but a Familiar Receptor and Cytokine Release Syndrome. *Immunity* 2020; 52: 731-733.

(56) Wu D, Yang XO. TH17 responses in cytokine storm of COVID-19: An emerging target of JAK2 inhibitor Fedratinib. *J Microbiol Immunol Infect.* 2020; 53: 368-370.

(57) Zhao Y, Kilian C, Turner JE, Bosurgi L, Roedl K, Bartsch P, et al. Clonal expansion and activation of tissue-resident memory-like Th17 cells expressing GM-CSF in the lungs of severe COVID-19 patients. Sci Immunol. 2021; 6(56): eabf6692. doi: 10.1126/sciimmunol.abf6692

(58) Fukuda T, Yamasaki S, Nishida K, Murakami M, Hirano T. Zinc homeostasis and signaling in health and diseases: Zinc signaling. J Biol Inorg Chem. 2011; 16: 1123-34

(59) FLCCC Alliance. An overview of the MATH+, I-MASK+ and I-RECOVER Protocols, A Guide to the Management of COVID-19 (Jun.21, 2021)

(60) Liu Y et al. COVID-19 and autoimmune diseases. *Curr Opin Rheumatol.* 2021; 33: 155-162.

(61) Liu Y, Sawalha AH, Lu Q. COVID-19 and autoimmune diseases. Curr Opin Rheumatol. 2021; 33: 155-62

(62) 厚生労働省「新型コロナウイルス感染症 COVID-19 診療の手引き 第5版」

(63) 日本感染症学会「ＣＯＶＩＤ－19に対する薬物治療の考え方（第6版）」２０２０年8月13日
(64) https://www.who.int/docs/default-source/coronaviruse/risk-comms-updates/update54_clinical_long_term_effects.pdf
(65) https://www.ons.gov.uk/news/statementsandletters/theprevalenceoflongcovidsymptomsandcovid19complications
(66) https://www.pref.wakayama.lg.jp/prefg/041200/d00203179_d/fil/kouhyou5.pdf
(67) https://www.medrxiv.org/content/10.1101/2020.12.24.20248802v3.full
(68) https://zenodo.org/record/4058613

執筆者一覧

大村智（おおむら・さとし）
１９３５年、山梨県韮崎市生まれ。薬学博士・理学博士。山梨大学学芸学部自然科学科卒。58年、都立墨田工業高校教諭。63年、教員として勤務の傍ら東京理科大学理学研究科修士課程修了、山梨大学助手。68年、北里大学薬学部助教授、71年、米ウェズリアン大学客員教授、75年、北里大学薬学部教授を経て、90年、（社）北里研究所理事・所長。現在、北里大学特別栄誉教授、東京理科大学特別栄誉博士、山梨大学特別栄誉博士。微生物が生み出す有用な天然有機化合物の探索研究を行い、これまでに５２０種を超える新規化合物を発見。中でもエバーメクチンとそのジヒドロ誘導体イベルメクチンは、オンコセルカ症（河川盲目症）、リンパ系フィラリア症等の撲滅に多大な貢献をし、「線虫感染症の新しい治療法の発見」により、２０１５年のノーベル生理学・医学賞を受賞。編著書に「Macrolide Antibiotics-Chemistry, Biology, and Practice」Vol. I & II, Elsevier 等多数、著書に『ストックホルムへの廻り道私の履歴書』（日本経済新聞出版社）等。趣味はゴルフ、絵画鑑賞および蒐集。高校・大学時代にはスキークロスカントリー県大会で5年連続優勝。

八木澤守正（やぎさわ・もりまさ）
１９４２年、満州哈爾濱市生まれ。理学博士。北海道大学卒。専門は抗感染症薬開発および薬剤耐性対策。微生物化学研究所客員研究員、米ウィスコンシン大学客員研究員、財団法人日本抗生物質学術協議会常務理事などを経て２００８～13年、慶應義塾大学薬学部教授。13～21年同学部共同研究員。20年から北里大学客員教授。1981〜2005年「The Journal of Antibiotics」編集主幹、1985〜2002年米国微生物学会抗感染症薬と化学療法に関する学際会議プログラム委員、1987〜2004年中央薬事審議会臨時委員・日本薬局方調査会委員、1999〜2007年農業資材審議会委員、2007〜2011年日本学術会議連携会員などを歴任。米国微生物アカデミーフェロー、国際化学療法学会功労会員、2020年度日本化学療法学会「志賀潔・秦佐八郎記念賞」を受賞。著書に『抗生物質―生産の科学』（大日本図書）、『医薬品の開発　第5巻　抗生物質・抗菌薬』（廣川書店）。趣味は馬術競技（1980〜1992年公認審判員［国内：東京都］）。

花木秀明（はなき・ひであき）
1959年岡山県生まれ。北里大学大学院薬学研究科卒。北里大学大村智記念研究所副所長。同研究所感染制御研究センター・センター長。感染創薬学講座教授。新型コロナ対策における北里プロジェクト代表。興和、明治製菓ファルマ、大日本住友製薬など製薬会社と大学との窓口役として総括責任者または副責任者を務める。東京iCDC専門家ボードの後遺症タスクフォース委員。国立研究開発法人日本医療研究開発機構（AMED）プログラムオフィサー。マスクのJIS化、リサイクルオムツのJIS化をめぐる国費委託国際標準化調査研究国内検討委員会委員長。

鉄田徹（おのだ・とおる）
1972年大阪市生まれ。医療法人鉄田クリニック院長。川崎医科大学卒。同附属病院在職中には虚血性脳血管障害などの研究・治療に携わる。1960年に開院したクリニックは"Patients First"を理念に掲げ、2020年には60周年を迎えた。皮膚科診療にも力を入れ、スキンケア化粧品の開発アドバイザーを務めている。また、聖授会総合健診センター兼務、関西医療学園専門学校で講師を務めるほか新日本プロレスリングのメディカルサポーターとしての活動も行っている。

城幸督（じょう・こうすけ）
大分大学医学部卒。呼吸器内科医。内科総合専門医。国立病院機構東京病院、国立病院機構大分医療センターを経て、現在は福岡記念病院呼吸器内科に勤務。

向野賢治（こうの・けんじ）
1951年福岡県直方市生まれ。鹿児島大学医学部卒。福岡大学医学部微生物学助手、福岡大学第二内科講師、感染対策室長を経て、現在は福岡記念病院感染制御部長。著書に『医療者のためのいいことだらけの抗菌薬マネジメント10のルール』（メディカ出版）。趣味はハングルの勉強。

上野高史（うえの・たかふみ）
1956年佐賀県鳥栖市生まれ。長崎大学医学部卒。米アトランタ心臓血管研究所に留学。久留米大学病院循環器病センター教授、久留米大学病院副病院長、久留米大学臨床研究支援センター長を経て、現在は福岡記念病院病院長、久留米大学循環器病研究所客員教授。

平畑光一（ひらはた・こういち）
1978年東京都大田区生まれ。山形大学医学部卒。東邦大学医療センター大橋病院消化器内科を経て、2008年よりヒラハタクリニック院長。東京iCDC専門家ボードの後遺症タスクフォースメンバー。臨床の傍ら、医療向けIT企業（株）メイドインクリニックを設立。

馬場錬成（ばば・れんせい）
1940年生まれ。科学ジャーナリスト。読売新聞社社会部、科学部、解説部を経て論説委員。退社後は東京理科大学知財専門職大学院教授、早稲田大学客員教授、文部科学省科学技術・学術政策研究所客員研究官、内閣府総合科学技術会議委員などを歴任。現在、認定NPO法人・21世紀構想研究会理事長。『大丈夫か 日本のもの作り』、『大丈夫か 日本の特許戦略』（ともにプレジデント社）、『ノーベル賞の100年』（中公新書）、『大村智 2億人を病魔から守った化学者』（中央公論新社）、『知財立国が危ない』（共著、日本経済新聞出版社）ほか著書多数。

構成・編集協力
石山永一郎
鳥居賢司

河出新書 040

イベルメクチン

新型《しんがた》コロナ治療《ちりょう》の救世主《きゅうせいしゅ》になり得《う》るのか

二〇二一年一一月三〇日 初版発行
二〇二四年 五 月三〇日 6刷発行

編者 大村智《おおむらさとし》

著者 大村智《おおむらさとし》・八木澤守正《やぎさわもりまさ》・花木秀明《はなきひであき》・鈇田徹《おのだとおる》・城幸督《じょうこうすけ》・向野賢治《こうのけんじ》・上野高史《うえのたかふみ》・平畑光一《ひらはたこういち》・馬場錬成《ばばれんせい》

発行者 小野寺優

発行所 株式会社河出書房新社
〒一六二-八五四四 東京都新宿区東五軒町二-一三
電話 〇三-三四〇四-一二〇一［営業］／〇三-三四〇四-八六一一［編集］
https://www.kawade.co.jp/

マーク tupera tupera

装幀 木庭貴信（オクターヴ）

印刷・製本 中央精版印刷株式会社

Printed in Japan ISBN978-4-309-63142-4

「学校」をつくり直す

苫野一徳
Tomano Ittoku

「みんな一緒に」「みんなで同じことを」は、
もう終わり。
未来の社会をつくる子どもを育てる
学校が変わるために、私たちには何ができるだろうか。
数多の“現場”に携わる、
教育学者による渾身の提言!

ISBN978-4-309-63105-9

河出新書
005